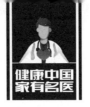

健康中国
家有名医

儿童性早熟 诊断与治疗

总策划　王韬 教授

中国科普作家协会　医学科普创作专委会主任委员

主编 —— 李 嫔

上海科学技术文献出版社
Shanghai Scientific and Technological Literature Press

图书在版编目（CIP）数据

儿童性早熟诊断与治疗 / 李嫔主编 . —上海：上海科学技术文献出版社，2023

ISBN 978-7-5439-8749-4

Ⅰ.①儿… Ⅱ.①李… Ⅲ.①小儿疾病—性发育—早熟症—诊疗 Ⅳ.① R725.8

中国国家版本馆 CIP 数据核字 (2023) 第 031747 号

选题策划：张　树
责任编辑：王　珺
封面设计：留白文化

儿童性早熟诊断与治疗
ERTONG XINGZAOSHU ZHENDUAN YU ZHILIAO
主编　李　嫔
出版发行：上海科学技术文献出版社
地　　址：上海市长乐路 746 号
邮政编码：200040
经　　销：全国新华书店
印　　刷：商务印书馆上海印刷有限公司
开　　本：650mm×900mm　1/16
印　　张：10.5
字　　数：108 000
版　　次：2023 年 3 月第 1 版　2023 年 3 月第 1 次印刷
书　　号：ISBN 978-7-5439-8749-4
定　　价：38.00 元
http://www.sstlp.com

"健康中国·家有名医"丛书总策划简介

王 韬

上海市同济医院急诊医学部主任兼创伤中心主任,上海领军人才,全国创新争先奖状、国家科技进步奖二等奖获得者,国家健康科普专家库首批成员,中国科协辟谣平台专家,国家电影局科幻电影科学顾问,中国科普期刊分级目录专家委员会成员,中国科普作家协会医学科普创作专委会主任委员,中华医学会《健康世界》杂志执行副总编。

儿童性早熟诊断与治疗
作者简介

李 嫔

博士，主任医师，二级教授，博士生导师，享受国务院政府特殊津贴专家，上海交通大学医学院附属儿童医院 / 上海市儿童医院内科教研室主任，内分泌科主任。兼任中华医学会儿科分会委员，上海医学会儿科分会副主任委员，上海医学会儿科分会内分泌遗传代谢学组组长等。执笔制定《儿童性发育异常诊治共识》2 项，获上海市医学科技奖一项、全国妇幼健康科学技术奖一项等。承担国家自然科学基金，上海市科委和卫计委重大、重点等项目 20 余项。主编、副主编著作 3 部。

"健康中国·家有名医"丛书编委会

丛书总策划：

王　韬　　上海市同济医院急诊医学部兼创伤中心主任、
　　　　　主任医师、教授

丛书副总策划：

方秉华　　上海市公共卫生临床中心党委书记、主任医师、教授
唐　芹　　中华医学会科普专家委员会副秘书长、研究员

丛书编委：

马　骏　　上海市同仁医院院长、主任医师
卢　炜　　浙江传媒学院电视艺术学院常务副院长、党委副书记
冯　辉　　上海中医药大学附属光华医院副院长、主任医师
许方蕾　　上海市同济医院护理部主任、主任护师
李本乾　　上海交通大学媒体与传播学院院长、教育部"长江学者"
　　　　　特聘教授
李江英　　上海市红十字会副会长
李春波　　上海交通大学医学院附属精神卫生中心副院长
　　　　　上海交通大学心理与行为科学研究院副院长、主任医师
吴晓东　　上海市医疗急救中心党委书记
汪　妍　　上海电力医院副院长、主任医师
汪　胜　　杭州师范大学护理学院党总支书记兼副院长、副教授
宋国明　　上海市第一人民医院党委副书记、纪委书记、副研究员
张春芳　　上海市浦东新区医疗急救中心副主任
张雯静　　上海市中医医院党委副书记、主任医师

本书编委会

总　序

　　近日，中共中央办公厅、国务院办公厅印发了《关于新时代进一步加强科学技术普及工作的意见》，从加强科普能力建设、促进科普与科技创新协同发展等七个方面着重强调了科普是国家和社会普及科学技术知识、弘扬科学精神、传播科学思想、倡导科学方法的活动，是实现创新发展的重要基础性工作。这是对新时代科普工作提出新的明确要求，是推动新时代科普创新发展的重大契机。为响应号召，推进完成在科普发展导向上强化战略使命、发挥科技创新对科普工作的引领作用、发挥科普对于科技成果转化的促进作用的三大重要科普任务；促进我国科普事业蓬勃发展，营造热爱科学、崇尚创新的社会氛围，构建人类命运共同体，上海科学技术文献出版社特此策划推出"健康中国·家有名医丛书"。

　　健康是人最宝贵的财富，然而疾病是其绕不开的话题。随着社会发展，在人们物质水平提高的同时，这让更多人认识到健康的重要性，激发了全社会健康意识的觉醒。对健康的追求也有着更高的目标，不再局限于简单的治已病，而是更注重"未病先防、既病防变、愈后防复"。多方面的因素使得全民健康成为"热门"话题。

　　现代社会快节奏和高强度的生活方式，使我们常常处于亚健康状态。美食诱惑、运动不足、嗜好烟酒，往往导致肥胖，诱发高血压、高血脂、高血糖、高尿酸乃至冠心病、脑卒中，甚至损伤肺功能，造成肾功能衰退，而久病卧床又会造成肺炎、压疮、下肢血管栓塞等衍生疾病……凡此种种，严重影响人们的健康生活。

　　"经济要发展，健康要上去"，是每个老百姓的追求。"健康中

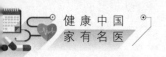

国"不是一个口号，也不是一串数字。人民健康是民族昌盛和国家富强的重要标志，健康是人们最具普遍意义的美好生活需要。该丛书遴选临床常见病、多发病，为广大读者提供一套随时可以查阅的医学科普读物。

这套丛书，为广大读者提供一份随时可以查阅的医学手册，帮助读者了解与疾病预防治疗相关的各类知识，探索疾病发生发展的脉络，为找寻最合适的治疗方法提供参考。为全社会健康保驾护航，让大众更加关注基础疾病的治疗，提高机体免疫力。在为患者答疑解惑的同时，也传递了重要的健康理念。

本丛书秉承上海科学技术文献出版社曾经出版的"挂号费"丛书理念，作为医学科普读物，为广大读者详细介绍了各类常见疾病发病情况，疾病的预防、治疗，生活中的饮食、调养，疾病之间的关系，治疗的误区，患者的日常注意事项等。其内容新颖、系统、实用，适合患者、患者家属及广大群众阅读，对医生临床实践也具有一定的参考价值。本丛书版式活泼大气、文字舒展，采用一问一答的形式，逻辑严密、条理清晰、方便阅读，便于读者理解；行文深入浅出，对晦涩难懂的术语采用通俗表达，降低阅读门槛，方便读者获取有效信息，是可以反复阅读、随时查询的家庭读物，宛若一位指掌可取的"家庭医生"。

本丛书诚邀上海各三甲医院专科医生担任主编撰稿，每册书十万余字，一病一书，精选最为常见和患者最为关心的内容，删繁就简，避免连篇累牍又突出重点。本套"健康中国·家有名医"丛书在2020年出版了第一辑21册，现在第二辑27册也顺利与广大读者见面了。

这是一份送给社会和大众的健康礼物，看到丛书出版，我甚是欣慰。衷心盼望丛书可以让大众更了解疾病、更重视健康、更懂得未病先防，为健康中国事业添砖加瓦。

2022 年 10 月

目　录

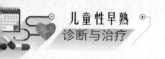

性早熟的基础知识

何谓青春期

青春期是指人体从儿童期向成年过渡的人生关键时期,这个时期人类生殖器官发育成熟,逐渐具备生育能力,伴有身高突增、体格改变直至体格发育停止为止。整个青春期的发育历时3～3.5年,但个别短的2年左右,长的可达5～6年。

在这个时期,女孩和男孩的生理和心理都会发生显著的变化。青春期发育存在性别差异,生理上的变化表现为:女孩会出现胸部隆起(乳房发育)、月经来潮、下身及腋下开始长毛,皮下脂肪增多,体重明显增加,声音变细,同时伴有身高突增;而男孩会出现"小蛋蛋"(睾丸),"小鸡鸡"(阴茎)变大,下身或腋下长毛,变声,长胡须、喉结,出现遗精等身体变化,同时伴有身高突增,肌肉逐渐发达。

此时期,心理上的变化:大脑的调节功能逐渐加强,分析、判断、理解问题的能力大大提高,易兴奋,易多愁善感,有强烈的独立意识;有时会出现逆反心理,不愿与父母交流;喜欢结交朋友,对异性感到好奇,渴望得到异性的欣赏。

比如:这个时候女孩突然变得爱打扮了,身材逐渐丰满,比原来略胖,逐渐出现"前凸后翘"的体型,越来越有大女孩的韵味

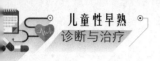
了,声音变得比原来尖细,身高也明显增高,远远超过同龄男同学,越来越关注他人对自己的看法,尤其对男孩的眼光很敏感,希望引起对方的注意,而对于父母的唠叨越来越不耐烦,想脱离父母的束缚,但又不敢完全离开父母,父母越反对的事情越是想要去尝试一下,这个时候说明女儿进入青春期了。

而男孩如果出现"小鸡鸡""小蛋蛋"明显变大,同时身高明显突增,与原先的身高增长速率相比,明显增高,出现阴毛、腋毛、胡须、变声、喉结等,同时体格强壮,肌肉发达,越来越有男人味,这个时候逆反心理也是很明显,爸爸妈妈的唠叨对他来说特别不耐烦,跟父母交流逐渐减少,有了自己的朋友圈,自主独立意识更强烈,对异性很好奇,也渴望得到女孩的肯定与欣赏。

所以,当发现女孩子胸部隆起,男孩子"小鸡鸡""小蛋蛋"开始变大,同时出现身高不同程度的生长加速,都说明进入青春期了,此时他们的心理也有不同程度的变化,这个时候父母要注重青春期——这个特殊时期的重要性。

青春期发育从什么时候开始

青春发育开始的时间与遗传、环境、营养等因素有关,不同国家、不同种族儿童的发育开始年龄略有不同。一般而言,女孩的青春期比男孩早1~2年。

亚洲的女孩正常青春发育开始年龄为10~13周岁,男孩正常的青春发育开始年龄为11~14周岁。

自 20 世纪中期以来,随着社会经济的发展和营养状况的改善,世界范围内女孩青春期发育启动的年龄有显著提前。从 19 世纪到 20 世纪中期,女性月经初潮平均年龄由 16～17 岁提前至 13 岁,进入 21 世纪以来,提前至 12 岁左右。有研究表明,自 1977 年到 2013 年,青春期女孩乳房发育的年龄平均每 10 年缩短约 3 个月。

比如,在 20 世纪 50～60 年代(目前的爷爷奶奶一辈),生活条件艰苦,有时还不能满足吃饱穿暖的条件,孩子们的青春期发育都偏晚,女孩大概要到 15～16 岁左右才出现月经,男孩到 17～18 岁还在长个子;而到了 20 世纪 70～80 年代(目前的父母一辈),生活条件逐渐好转,营养改善,孩子们的青春期发育有所提前,女孩月经初潮时间约为 13～14 岁左右,男孩遗精在 15～16 岁左右。而到现在 21 世纪的孩子,不管男孩还是女孩,其青春发育启动时间普遍有所提前,女孩乳房发育年龄大多数 9.5 岁以后出现,月经初潮年龄为 11～12 岁左右,男孩睾丸发育年龄为 11～12 岁,到 14～15 岁左右身高基本停止生长了。

青春发育开始的时间过早或过晚,就会出现性早熟,早发育或晚发育。举个例子,如果女孩 7 岁出现乳房发育,属于性早熟;如果 9 岁出现乳房发育,属于青春期发育过早(早发育);如果 14 岁才出现乳房发育,则为青春发育延迟(晚发育)。而对于男孩子,如果 8 岁出现"小鸡鸡"或"小蛋蛋"变大,属于性早熟;如果 10 岁出现类似变化,属于早发育;如果 15 岁出现类似变化,则为晚发育。

早期发现青春发育开始时间有异常,均需要尽早到医院小

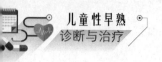

儿内分泌科就诊,排除病理性因素,避免因延误就诊带来不可逆转的伤害。

女孩、男孩正常性发育的进程

人类的性发育是一个连续的过程,有一定的规律和发育顺序。

女孩的青春期发育顺序为:乳房发育→下身长毛→小阴唇、大阴唇的改变→腋下长毛→月经初潮。一般而言,从乳房发育到月经初潮需要2年左右。

男孩的青春发育顺序为:"小蛋蛋"变大→"小鸡鸡"变大→下身长毛→腋下长毛→声音低沉→长胡须→出现遗精。一般而言,从"小蛋蛋"变大到遗精也需要2年左右。

如果发现男孩声音变粗、长胡须,女孩月经来潮,这些情况表明孩子的青春发育已进入性发育后期,青春期即将结束,当女孩骨龄达到15岁,男孩骨龄达到16岁左右,骨骺线即将完全闭合,身高增长也随之即将停止。

真性性早熟的性发育顺序跟正常青春发育顺序是一致的;而假性性早熟的顺序是不同的,从性发育的顺序着手,我们也能发现隐匿的疾病。其病因不同,临床表现就有所不同,治疗方法也各不相同。我们先来看一下以下3个病例:

病例1,萍萍,女孩,今年7岁半,乳房没有发育,却发现下身先长了2根像头发一样的"毛毛",同时伴有阴蒂的增大,这是不正常的,说明雌激素没有分泌,反而雄激素分泌增多,结果到医院做检查,最后确诊为肾上腺肿瘤(假性性早熟的一种),予以手术治疗。

病例2,康康,男孩,才3岁半,家长发现其"小蛋蛋"没有任何变化的时候,先出现"小鸡鸡"变大变长了,下身有长"毛毛",上唇出现少量胡须,同时声音变低沉,面部冒出几颗"痘痘",近一年身高一下子长了11厘米,到医院全面检查,结合爸爸和爷爷身高矮小伴有性早熟病史,予以完善基因检测,最终确诊为家族性高睾酮血症(假性性早熟的一种)。先予以口服抗雄激素药物治疗,而一旦达到真性性早熟,则尽早予以打针抑制性发育,同时联用生长激素改善身高。

病例3,欣欣,女孩,2岁10个月,近2个月出现乳房肿大伴有2次阴道出血,到医院检查,发现欣欣的乳房轻度肿大,伴乳晕颜色呈黑色,小阴唇也明显颜色发黑,同时阴道口有血迹及白色分泌物,阴道出血持续5天后自行停止,20天后再次出现阴道出血,持续一周仍未停止,无明显腹痛,无哭闹,无发热等不适,从乳房发育到阴道出血的时间很短,故考虑不是正常的性发育顺序,经检查后确诊为卵巢囊肿(也是假性性早熟的一种),囊肿自行破裂出血后消退。但2个月后又再次出现卵巢囊肿,直径达5厘米,最终予以转入外科行囊肿剥离术治愈。

从上述三个病例,我们可以知道不管女孩还是男孩,性发育的开始时间很关键,而且性发育的顺序也是很重要的,如果性发育提前,同时发育顺序明显不正常,这是性早熟的一个异常的表现,家长和内分泌科医生应该引起重视。一旦发现性发育顺序

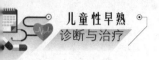
有异常,应尽早到专科医院的儿童内分泌科就诊,查明病因,才能从根本上解决问题;否则成年后会身材矮小,从而影响孩子的心理健康,个别会影响以后的生育能力。

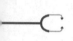

孩子身高增长有规律吗?
青春期身高增长的特点有哪些

  儿童的生长发育是有规律的,人体的生长是一个连续、非线性的过程,可分为胎儿期(出生前)、婴幼儿期(生后 3 岁内)、儿童期(女 3～10 岁或男 3～11 岁)和青春期(女 10～15 岁或男 11～16 岁)四个主要的阶段,不同阶段孩子的生长速率各不相同,胎儿期和婴儿期最高,儿童期变慢,青春期身高增长加速,最终达到成年身高。出生第一年,身长增长可达 25 厘米左右,1 周岁时的身长为出生时的 1.5 倍。身长的增长速度以出生半年内最快。第二年身长增长约 10～11 厘米。3 岁后的身高增长速率每年约5～7 厘米。在青春期,可再次出现身高"蹿一蹿"的现象(即身高突增),这个时期的身高增长可达 20～25 厘米。

  男孩比女孩晚 1～2 年进入青春发育,故男孩的成年终身高明显高于女孩。女孩在青春发育早期(即胸部开始隆起时),大多数进入身高突增期,一旦月经来潮后,身高增长逐渐变缓慢。而男孩则相反,在青春发育中后期,也就是在变声期间,会出现明显的身高突增。

  监测孩子的身高增长速度是判断生长迟缓最直接、最简单有效的方法。通过监测身高增长速率，我们可以直接观察到孩子生长情况是否正常，是否有生长加速或迟缓的现象。如果孩子在婴幼儿期(3 岁以内)生长速率小于每年 7 厘米；儿童期生长速率小于每年 5 厘米；青春期生长速率小于每年 6 厘米，则均属于生长发育迟缓，建议尽早到医院就诊。所以对于正确测量身高，也非常重要的。

掌握了这些规律之后，我们就能明白不同阶段的男孩或女孩，他们的生长速率是不同的，在青春发育阶段，如果出现青春发育延迟，在正常青春期内身高并没有明显突增，而到 15～16 岁才出现性发育，则在青春期会出现身材矮小，但到后期再出现身高突增，所以会出现所谓的"晚长"(医学上称为体质性青春期延迟)，最终的成年身高其实并不矮；这种情况下，可以等待孩子的自然生长，不用那么着急。但是，如果青春发育时间提前，骨龄提前，在儿童期就出现明显身高突增，则会出现骨骺提前闭合，此时生长变慢，最终成年身高达不到遗传身高；这种情况早期如果不干预，往往错过了最佳干预时间，就会追悔莫及了。

病例 1，小伟，男孩，实际年龄 13 周时体检发现性发育仍未启动，身高处于同龄男孩的第 10 百分位左右，骨龄落后 2 岁左右；观察到 14.5 岁后出现"小蛋蛋"逐步出现增大，进入青春发育期，到 16 岁后才出现身高突增，16～17 岁那年身高增长了 14 厘米左右，而那个时候的同龄男孩出现身高基本已经停止生长了。最终小伟的身高也增长到 175 厘米左右。

病例 2，小莉，女孩，实际年龄才 6 岁，身高 125 厘米，明显超过同龄女孩的平均身高，检查发现乳房已有发育，骨龄也明显提

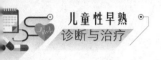

前 2 岁,确诊为真性性早熟。如果不予以治疗的话,虽然小莉在同龄孩子里身高处于中等偏上,但到 10 周岁以后,骨骺出现提前闭合,则会出现青春期的身高突增缺失,最终连女性的中等身高(160 厘米左右)都达不到。

从上述两个例子中,我们可以发现:一旦打破了身高增长的规律,就会对成年终身高产生不同的影响。青春期的身高突增期延后可能并不会影响到最终的成年身高,而一旦身高突增期提前了则有可能造成最终成年身高的矮小。

何谓性早熟? 何谓早发育

性早熟是临床常见的儿童内分泌疾患。目前国内外仍沿用的性早熟标准为:女孩 8 周岁之前出现乳房发育,或 10 周岁之前出现月经初潮,都称为性早熟;而男孩 9 周岁之前出现"小蛋蛋"或"小鸡鸡"增大,称为性早熟。

对于女孩子 8～10 周岁出现乳房发育,则称之为青春期发育过早(俗称"早发育");对于男孩子而言,9～11 周岁出现"小蛋蛋"或"小鸡鸡"的发育,则称为早发育。

病例 1,玲玲,女孩,6 周岁就出现乳房发育,身高增长加速,骨龄超前,如果早期不干预,则会造成 8 岁之前月经初潮,身高达不到 150 厘米,需要积极治疗。而燕燕,女孩,9 岁半,乳房发育半年左右,身高出现了增长加速,骨龄也出现了超前,但由于年龄接近 10 周岁,1 年后可能会出现月经初潮,预测最终身高也可达到中等,这种情况,就不一定要过多干预。由此可见,年龄越小,性早熟对孩子的生理及心理影响就更大。

病例2,小刚,男孩,8岁10个月,妈妈发现小刚的乳房有硬块,按上去感觉疼痛,此时身高增长速率与以前一样,无明显加速,到医院检查,医生发现小刚阴茎、睾丸均有轻度发育,已进入青春发育期3~4个月左右,再进一步检查后确诊为特发性真性性早熟,但这种情况可临床观察,无需治疗。而亮亮,男孩,还差1个月就11周岁了,妈妈突然发现亮亮的声音变粗了,本来以为是感冒,但2个月了仍然这样,同时发现身高这2个月明显"蹿个"了,就到医院就诊,医生检查后发现亮亮已进入青春发育中后期,本应该刚刚进入青春期,但他的睾丸明显变大,雄激素水平太高,身高增长明显加速,说明妈妈发现亮亮发育的年龄比较晚,他的青春发育进展较快,需要尽早治疗,否则骨骺提前闭合,最终成年身高会受损。

由此可见,所谓的性早熟、早发育的诊断是按第二性征出现的时间来定义的,主要是时间的早晚,性早熟离正常性发育的年龄差距越大,造成的危害越严重。所以,对于家长而言,判断孩子是否进入青春期发育,首先是看时间:大概几岁开始,就可以初步判断是否发育提前?是性早熟还是早发育?其次主要看他(她)是否有明显的"蹿个",如果一旦出现"蹿个",女孩子说明已处于青春期发育早期,而男孩子则处于青春期发育中晚期。无论是性早熟还是快进展型青春发育,均不属于正常的青春发育,都有可能引起骨骺提前闭合,生长周期缩短,最终导致孩子的成年终身高受损。

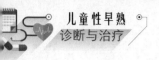

对于孩子的青春期判断非常重要,作为家长既要警惕孩子性早熟又要提防青春发育进展过快。因为如果发现青春期已处于晚期,则意味着孩子身高干预晚了,一旦错过青春期早期干预,骨骺提前闭合的话,孩子的身高就没有机会改变了。

数十年来,随着人们生活水平的不断提高,孩子们的饮食也越来越丰盛,营养含量越来越高,这也加剧了肥胖的发生,同时也诱发性早熟的出现。世界各地的调查显示,女孩乳房发育的年龄明显有提前趋势,但初潮年龄仅略微提前,且具有种族和地域差异。美国儿科内分泌学会曾提出性早熟的年龄界定应根据不同种族的标准进行:将性早熟的年龄,界定为白种女孩<7 岁,非裔女孩<6 岁,但仍存在争议。而男孩青春期发育时间变化不大。这也提示女孩的青春期发育与营养情况呈正比例,一旦营养过剩,女孩很容易出现性早熟或早发育,故平日尽量让孩子吃得好,又不能吃太多,同时少吃高热量的食物,如薯条、快餐等。

性早熟如何分类

性早熟可分为中枢性或促性腺素依赖性性早熟(即真性性早熟)、外周性或非促性腺素依赖性性早熟(即假性性早熟)和部分性性早熟(包括单纯性乳房早发育、单纯性阴毛早现、单纯性早初潮)。

具体我们来看病例:

病例1,小张,女孩,7 岁半,刚上小学一年级,近半年身高增长比原来略快一点,但还没有猛长,胸部明显隆起,妈妈带她到医院就诊,做了全面检查,血 GnRH(促性腺激素释放激素)激发试验:LH(黄体生成素)峰值达 15.5 IU/L, LH 峰值/FSH(卵泡刺激素)峰值的比值为 0.9,血雌激素 120 pmol/L, B 超显示乳房、子宫、卵巢均有发育,骨龄基本正常,诊断为真性性早熟。垂体 MRI 未见明显异常,故考虑为特发性真性性早熟。

病例2,小王,男孩,刚过 9 周岁生日,因为身高增长过快,家长带孩子到医院就诊,发现"小蛋蛋"和"小鸡鸡"均明显增大,目前尚未变声,也未长胡须,不过医生说半年后就要变声了,进一步全面检查,血 GnRH 激发试验显示:LH 峰值 22.1 IU/L, LH 峰值/FSH 峰值的比值为 1.8,睾酮 6.48 pmol/L, B 超显示睾丸明显增大,骨龄超前 2 岁左右,故诊断为真性性早熟,进一步查垂体 MRI 提示垂体占位,生殖细胞瘤可能。

由此,我们可以发现,真性性早熟的孩子除了第二性征发育[女孩乳房、卵巢增大,男孩"小鸡鸡""小蛋蛋"会变大,还会伴有血 LH 水平明显增高(LH 是来自垂体分泌的一种激素)],可同时伴或不伴身高增长加速,骨龄超前。这种情况下,男孩的睾丸是会产生精子的,而女孩的卵巢会产生卵子,均有生育能力。导致真性性早熟的原因有很多,如颅内肿瘤或占位性病变、脑炎、脑外伤等;另外,还有特发性真性性早熟,找不到任何原因,在女孩中比较多见。真性性早熟的性发育过程和正常青春期发育的顺序一致,只是整个性发育过程提前,大部分伴有年龄超前。可见真性性早熟的病变来自下丘脑和垂体,必须排除颅内病变,影像学未见明显异常,才可诊断为特发性真性性早熟。

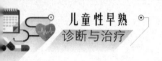

病例3，小李，女孩，还差1个月就要8周岁了，最近2个月乳房明显增大，去医院检查，医生发现除了乳房有发育，乳晕出现色素沉着，颜色较暗，小阴唇色素沉着，阴道口可见较多白色分泌物，骨龄正常，B超显示乳房有发育，同时子宫明显增大，左卵巢处可见一囊肿，右卵巢大小正常。LHRH 激发试验显示：LH 峰值 1.20 IU/L，LH 峰值/FSH 峰值的比值为 0.15，雌激素 212 pmol/L。故诊断为假性性早熟，病因为卵巢囊肿。

病例4，小赵，男孩，刚满7岁，但身高已经145厘米，近一年他在班级里身高一下子蹿到最高个儿了，但近2个月出现变声，面部较多小"疙瘩"，到内分泌科就诊，查体发现阴茎明显增大而睾丸没有发育，但阴毛和胡须比较明显，GnRH 激发试验显示：LH 峰值 1.96 IU/L，LH 峰值/FSH 峰值的比值为 0.2。睾酮 7.9 pmol/L。故诊断为假性性早熟。接着需要进一步查肾上腺功能及检测基因，明确假性性早熟的病因。

由上述两个病例(病例3，4)，我们可以发现假性性早熟不受下丘脑—垂体—性腺轴功能调控，是由于性腺肿瘤或肾上腺疾病等引起的体内出现很多的雌激素或者雄激素导致的性早熟，其性发育的顺序与正常青春期的性发育顺序不一致。男孩可先出现阴茎的增大，随后睾丸逐渐增大，而女孩外生殖器(乳晕及小阴唇)出现明显色素沉着，可伴明显的阴道分泌物。但不管男孩还是女孩，他们的激素水平都表现为血雌激素或睾酮水平均明显增高，但垂体性激素如 LH 水平低于 5 IU/L，说明下丘脑—垂体—性腺轴未启动，这种情况下，男孩的睾丸，女孩的卵巢也并未真正开始发育。发生的病因有很多，与饮食、营养、遗传基因等均有相关性。如果是外源性激素造成的假性性早熟，把病因去除，饮食调整后，过几个月后性早熟症状可自行消退，不需要干预。但如果假性性早熟未早期干预，顺其自然，治疗不得当的话，就会转化为真性性早熟。

病例5，圆圆，女孩，刚满1周岁，妈妈带她去常规体检，医生发现圆圆的乳房有发育了，告诉妈妈去内分泌专科就诊。妈妈很担心，立即到医院检查，医生检查后发现圆圆的血性激素水平均正常，B超显示乳房明显有乳腺生成，提示为乳房早发育，但圆圆的身高增长正常，无明显的身高突增，骨龄无超前，故诊断为单纯乳房早发育。

病例6，环环，女孩，7岁半年了，一次洗澡时她发现下身有2根像头发一样的毛毛，立即告诉妈妈，妈妈发现后很着急，认为女儿这么小就发育太可怕了，于是第2天就带她到内分泌科就诊，医生检查孩子的乳房未发育，子宫卵巢B超显示均无发育，骨龄正常，故诊断为单纯阴毛早现。

病例7，红红，9岁半，某天早上发现内裤上有少量血迹，很害怕。告诉了妈妈，妈妈觉得不太可能，就到医院来就诊，查了血常规、凝血功能排除血液系统疾病，尿常规排除尿路感染、血尿等，查了血性激素水平正常，乳房、子宫、卵巢大小基本正常，无发育迹象，后再未出现类似血迹，骨龄正常，排除了相关疾病后，诊断为单纯早初潮。无需临床干预。

从上述三个病例(病例5，6，7)我们不难发现，单纯乳房早发育，单纯阴毛早现，单纯早初潮，均不严重，仅仅表现为一种现象，并不累及骨龄的变化，不会造成终身高受损，也不会出现真

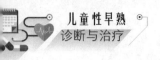

正的月经来潮,可能仅仅是早期一过性的表现,大部分可自行消退,当然有一部分后面会慢慢进展为真性性早熟,需要定期门诊密切随访予以鉴别。

如何早期发现女孩性早熟

我们从病例来具体了解一下女孩性早熟的早期表现吧:

病例1,丽丽,6岁,幼儿园大班,小时候胃口差,一直很消瘦,3个月前妈妈自行网上购买了牛初乳,给丽丽补充营养,提高免疫力,父母发现她胃口明显变大了,饭量明显增加,体重也较前明显增加,近3个月体重一下子长了3 000克,本来像"排骨"的身材,突然就没那么干瘪了,小胸部变得"肉嘟嘟"的,妈妈看到了也没放心上,心想肯定是吃多了,最近胖了点。一天,在学校,丽丽的前胸不小心磕到了桌角,很痛,回家跟妈妈说了后,妈妈摸了一下肉嘟嘟的小胸部,触摸到了一个硬核,另一边乳房也摸到了一个硬核,一下子就紧张了,以为是撞伤了,立即预约普外科门诊就诊,医生体检后判断下来并不是外伤,而是乳房发育了,故建议至内分泌科就诊,体检发现乳房已进入发育早期表现,伴乳晕色素沉着,接着做了B超、血性激素水平及骨龄检查,确诊为假性性早熟,跟口服牛初乳等营养品有关,停服牛初乳后,乳房硬核慢慢消退了。

病例2,小燕,刚满9周岁,从小一直营养比较好,体型偏胖,用妈妈的话说,从生下来后一直胸部肉嘟嘟的,也没放心上,近

1年因疫情防控居家,运动减少,胃口增大,吃得比以往更多了,体重噌噌往上长,个子长得很快,在班里身高排第一个,爸妈对身高很满意,对于乳房明显隆起没在意,认为就是胖了点,以后减减肥就可以了。突然某一天早上,小燕发现内裤上有鲜血,顿时大惊失色,妈妈看了后也吃惊不小,觉得这么小年龄怎么可能是"大姨妈"(月经)呢,但也不能解释这是怎么回事。第二天去医院就诊,医生确诊就是月经初潮,妈妈大惑不解,经过医生的分析,妈妈才意识到早期忽视了孩子乳房发育的现象,导致性发育后期出现月经,才到医院就诊,耽误了早期的诊治。经过完善血液检查,B超,骨龄,垂体磁共振等检查后,予以 GnRHa 打针抑制性发育治疗。

从上述两个病例来看,我们不难发现,女孩性早熟的早期表现就是乳腺发育,对于体形消瘦的女孩早期更容易发现,而对于体型偏胖的女孩来说,由于脂肪较多,早期很难发现,只能通过到医院检查才能发现,等到出现"大姨妈",则提示已经是性发育晚期了。所以,我们建议妈妈定期要观察女孩子的乳房大小,胸部有无隆起,有无硬核,有无触痛。但并不是所有女孩早期都容易发现,体型偏胖的女孩早期需要到医院定期随访监测乳房发育情况,不要人为耽误早期的诊治。

如何早期发现男孩性早熟

我们也先从病例来具体了解一下男孩子性早熟的早期表

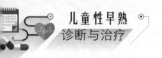

现吧。

病例1,小强,5岁半,从小就比同龄男孩子高一个头,最近一个星期妈妈发现小强脸上出现粉刺一样的小疙瘩,并逐渐增多,就带他到皮肤科就诊,想配点药膏涂一下。结果皮肤科医生判断为痤疮,也就是俗称"青春痘",建议到内分泌可就诊,说可能是发育了。妈妈一听吓了一跳,儿子才5岁多,怎么可能发育呢?内分泌医生体格检查发现孩子阴茎明显增大,睾丸未发育,伴有阴毛,同时有轻度变声,初步判断是性早熟。追问病史,妈妈发现小强的"小鸡鸡"从小就比同龄的男孩大,身高也长得快,但没放心上,现在回想起来,已经有很久了,声音也以为就是天生比较低沉,一直没重视。通过检查骨龄,血液检查及B超检查,确诊为先天性肾上腺皮质增生症,是假性性早熟的一种类型。然后进一步检查基因,明确了诊断。同时立即口服醋酸氢化可的松,定期随访调整剂量。由于小强的骨龄明显超前5岁,在儿童期身高虽然高的,但以后骨骺会提前闭合,预测终身高仅160厘米左右,明显低于遗传身高。

病例2,小明,刚满9周岁,近1年身高增长了有10厘米,最近1个月爸爸妈妈发现孩子声音变粗了,同时嘴唇上长出了胡须一样的毛毛,觉得不放心,就来内分泌科就诊。内分泌科医生体格检查发现小明的"小蛋蛋"已经达到发育后期大小,"小鸡鸡"也是有明显增大,阴毛已经不少了,让爸爸妈妈看了一下,都吓了一跳,因为这一年小明都自己洗澡,也不让爸爸妈妈看身体的变化,一年不看,这变化也太大了吧!进一步检查骨龄明显超前2岁左右,B超提示睾丸发育,血性激素确诊为真性性早熟。垂体 MRI 进一步排除颅内占位后,予以打针抑制性发育治疗。

从上述两个病例,我们可以发现:男孩子性早熟的早期表现比较隐匿,主要表现为睾丸及阴茎的变化,如果爸爸妈妈平时不观察"小鸡鸡""小蛋蛋"的变化,是难以早期发现的,等到出现面部青春痘,长胡须,变声,则是性发育后期的表现,到这个时候男孩子的骨龄都已经明显超前,成年终身高都已受损,虽然也可以打针治疗,但身高受损还是比较大的。

性早熟和早发育的区别是什么

很多家长误以为性早熟就是病,容易出现慌乱和过度检查、过度医疗。同时又有很多家长忽视了早发育,没有做必要的监测和检查,导致早发育迹象甚至疾病没有及时发现,不良的饮食结构和生活习惯没有得到及时纠正。那么我们下面要清楚性早熟和早发育的区别到底是什么。

性早熟是指女孩在 8 岁前,男孩在 9 岁前(正常青春发育前)呈现第二性征的发育。一般认为女孩在 8 岁以前出现乳房发育,10 岁以前月经初潮;男孩在 9 岁以前,"蛋蛋"(睾丸)开始发育,并伴有体格的过速发育,这些现象称为性早熟。正常青春期女孩一般从 10~12 岁开始,男孩从 11~13 岁开始,而早发育年龄是指在女孩 8 岁后、男孩 9 岁后至青春发育期前,性器官以及其他的各个器官都同时开始发育的阶段。所以说,性早熟和早发育,不仅是在发育年龄上有所差异,而且,更多的是关注性器官

是否与身体的其他器官协调发育。性早熟的孩子除了青春期发育提前外,往往还伴随加速生长、骨龄超前最终造成矮身材或月经提前来潮等一系列问题,性器官和身体的其他器官发育不协调;而早发育的孩子往往比其他同龄孩子的发育时间有所提前,发育过程基本协调。故大多数早发育的孩子仍然是健康的。

通常,如果女孩发育年龄早于 8 周岁,男孩早于 9 周岁,家长们应引起高度注意,需要带孩子到儿童专科医院,检测骨龄和性激素例如黄体生成素(LH)、卵泡刺激素(FSH)、雌激素、睾酮等水平,门诊检查若发现骨龄超前,性激素水平升高,必要时需进行促性激素释放激素(GnRH)激发试验鉴别是否存在青春期真正启动,即中枢性性早熟,应在医生指导下尽早接受干预。而对于早发育,如果预测身高不受影响,仅仅月经来潮的时间提前,可以多多对孩子进行心理辅导,传授关于性发育的知识,尽量让孩子多理解一点,陪伴孩子度过这一重要发育时期。如果家长没有关注到孩子发育的开始年龄,可以直接到专科医院进行儿科内分泌详细的体格检查,由专业医生来判断孩子是否存在发育提前的现象。

为什么男性性早熟不易早期发现

曾有记者调查了 30 名家长,15 个家庭有男孩,15 个家庭有女孩,年龄全都在 10 周岁以下。结果显示,15 个男孩家长里只有 1 位妈妈知道怎么观察男孩性早熟。这也就意味着只有 6%

的妈妈了解真相,很多还毫不知情,为何会出现这种局面呢?

在了解这个话题之前,先来看看男孩性早熟有哪些表现:

(1)睾丸增大、阴囊增大、阴茎增长并伴随有生殖器官周围的颜色变深;

(2)颈前喉结突出、声音变粗、变低沉,有点"公鸭嗓";

(3)开始出现胡须,不过与成年男性比,胡须的颜色偏浅,部分男孩腋窝处也会长毛;

(4)肌肉发达、体格发育速度加快,男子汉气息慢慢显现;

(5)出现遗精。

女孩子比较容易观察,因为青春期开始于乳房的发育,比较直观,易判断,细心的家长可发现乳房隆起,乳头下有硬结,伴触痛。而男孩的青春期启动不易被家长察觉,因为他首先表现为"小蛋蛋"变大(睾丸容积≥4 ml),继而"小鸡鸡"增长增粗,阴毛、腋毛生长及声音变得低沉,长胡须,出现遗精。如果等到男孩声音变调,甚至长出胡子则表明已经进入性发育中晚期,因此仅靠变声判断发育进程,就为时过晚了。如果男孩9岁前"小蛋蛋"长得如鸽子蛋大,就意味着有性早熟迹象,需要引起家长的重视了。

此外,男孩性早熟的概率相对较低。据研究统计,全国的53万性早熟患儿中,男孩与女孩的比例为1∶4,这也就意味着,如果每10个性早熟就有8个女孩,2个男孩。从概率上看,男孩占据的比例较小,比较容易被家长忽略,平时父母关注这方面的会稍微少一点。中国父母有关"性"方面的思想观念比较传统也是容易忽略的一点原因,他们羞于跟孩子谈生理知识,谈"性"色

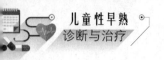

变,父母与孩子之间没有沟通、交流的渠道,这也就导致了父母没办法第一时间知道儿子身体发育的"异常"。以上的因素综合造成男孩性早熟就会更加隐蔽,更加难被察觉到。

因为男孩性发育早期的表现都比较不明显,而小朋友自己对此又不甚明了,所以一切要靠家长的细心、经常地观察,及时发现,尽早就诊。男孩正常在11~13岁左右进入青春期,9岁前出现第二性征提前如"蛋蛋"或"小鸡鸡"增大提示男性性早熟可能。因此9~11岁期间需要密切观察外生殖器的发育变化,一旦提前出现"蛋蛋"或"小鸡鸡"增大,或身高生长加速、毛发增多,建议及时到内分泌门诊,由专科医师体检睾丸大小,结合骨龄、性激素、垂体磁共振等检查判断有无男性性早熟。对于男孩来说,妈妈有很多不方便,就需要爸爸给予男孩更多的关注,不要等到儿子出现变声或遗精才来就诊。如果没有及时诊断或干预性早熟,可能会造成男孩早期比同龄孩子个子长得快,后来就不长了,严重影响了成年最终身高。因此建议家长需早期关注男孩的性腺发育进程。

中枢性性早熟和外周性性早熟的区别是什么

(1) 从病因机制及临床表现来说,中枢性性早熟(central precocious puberty, CPP 或真性性早熟):是指由于下丘脑—垂体—性腺轴(HPGA)功能提前启动而导致女孩8岁前,男孩9岁前出现内外生殖器官快速发育及第二性征呈现的一种常见儿科内分泌疾病。导致中枢性性早熟的原因很多,如肿瘤或占位性病变、中枢神经系统感染、外伤等。另外,还有特发性的性早熟,找不到任何原因,在女孩子当中比较多见。发病率约为1/5 000～1/10 000,女孩约为男孩的5～10倍。由于性发育过早,引起女孩月经早初潮;由于骨骼成熟较快,骨龄超过实际年龄,骨骺提前愈合,就会影响患儿的终身高,还可能带来相应的心理问题或社会行为异常。

外周性性早熟(peripheral precocious puberty, PPP或假性性早熟)又称非促性腺激素释放激素(GnRH)依赖性性早熟,是由于各种原因引起的体内雌激素或者雄激素水平升高至青春期水平,从而导致男童在9岁前,女童在8岁前呈现第二性征,但其青春发动不伴下丘脑—垂体—性腺轴的启动。这些激素可以是体内性腺肿瘤或肾上腺疾病分泌出来的,也可能来源于外源性食物。PPP的病因分为遗传性或获得性。先天性或遗传性病因包括 McCune-Albright 综合征(MAS)、家族性男性性早熟(FMPP)、先天性肾上腺皮质增生症、家族性芳香化酶活性增高、家族性糖皮质激素抵抗综合征及黑斑息肉综合征等。获得性病因包括激素分泌性肿瘤或囊肿、外源性性激素暴露。性别不同病因也可能不同。

(2) 从诊断标准来说,CPP的诊断需符合以下标准:1)第二性征提前出现:女孩8岁前,男孩9岁前出现第二性征发育。以女孩出现乳房结节,男孩"蛋蛋"容积增大为首发表现。2)线性生长加速:每年身高生长速率高于同龄正常儿童。3)骨龄超前:骨龄超过实际年龄1岁或1岁以上。4)性腺增大:盆腔B

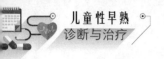

超显示女孩子宫、卵巢容积增大,且卵巢内可见多个直径>4 mm的卵泡;男孩"蛋蛋"容积≥4 ml。5)下丘脑—垂体—性腺轴(HPGA)功能启动,血清促性腺激素及性激素水平达到青春期水平。

外周性性早熟诊断标准:1)第二性征提前出现:女孩8岁前,男孩9岁前出现第二性征发育;2)性征发育不按正常发育程序进展;3)性腺(卵巢或"蛋蛋")的容积大小在青春前期水平;4)促性腺激素(LH、FSH)在青春前期水平;5)可有外源性性雌激素或雄激素摄入或接触史。

(3) 从治疗方式来说,有中枢神经系统病变的CPP可考虑手术或放疗,如鞍区肿瘤特别是出现神经系统症状的肿瘤多需手术;但对非进行性损害的颅内肿瘤或先天异常,如下丘脑错构瘤或蛛网膜囊肿等,则宜谨慎处理。对继发性CPP,应强调同时进行病因治疗。特发性CPP的治疗目的是抑制性发育进程,延缓骨骼过快成熟和改善孩子最终的成人身高,避免心理行为问题。目前国内外普遍采用促性腺激素释放激素类似物(GnRHa)治疗CPP,并取得较好临床效果,GnRHa用药间隔为每28天一次,比如亮丙瑞林、曲普瑞林等。

外周性性早熟治疗按不同病因分别处理,如果是由外源性激素造成的,把饮食调整以后,过几个月症状可能就会自然的消退了,不需要干预。如有各类肿瘤的孩子则需要手术治疗,先天性肾上腺皮质增生症予以皮质醇替代治疗等。但是,如果外周性性早熟控制、治疗不得当,就会转化为中枢性性早熟。

案例1：

小红同学，女孩，8岁8个月。

因"发现双侧乳房发育1年"入院内分泌科。

查体：身高140厘米，体重36千克，身材匀称，无特殊容貌。双乳发育程度为Tanner Ⅱ期，软，乳晕无色素沉着，有阴毛，无腋毛。

检查：LHRH激发试验，基础雌二醇160 pmol/L（升高，未发育通常＜55 pmol/L），基础黄体生成素0.80 IU/L（升高，未发育通常＜0.2 IU/L），LH峰值＝12 IU/L（升高，未发育通常＜5 IU/L），LH峰值/FSH峰值＞0.6。子宫增大：20 mm×33 mm×13 mm；右侧卵巢增大：22 mm×30 mm×14 mm，左侧卵巢增大：20 mm×32 mm×16 mm，乳腺彩超：双侧乳头下方见低回声区（提示乳房发育），右侧上下径约38 mm，厚度约11 mm，左侧上下径约40 mm，厚度约13 mm。骨龄提示为11岁，垂体MRI：垂体饱满，符合青春期改变。

分析及治疗：小红在8岁以内就出现乳房发育和子宫卵巢发育了，骨龄提前明显，基础性激素升高，GnRH激发试验显示性腺轴启动，是中枢性性早熟，因此排除垂体病变后需要GnRHa治疗。

案例2：

小明同学，女孩，7岁3个月。

因"发现双侧乳房发育1月"入院内分泌科。近1个月喜欢吃蜂蜜。

查体：身高128厘米，30千克，身材匀称，无特殊容貌。双乳发育程度为Tanner Ⅱ期，软，乳晕无色素沉着，有阴毛，无腋毛。

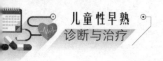

检查:基础雌二醇 108 pmol/L(未发育通常<55 pmol/L),基础黄体生成素 0.20 IU/L(升高,未发育通常<0.2 IU/L),子宫卵巢 B 超显示大小正常,乳腺彩超:双侧乳头下方见低回声区(提示乳房发育),右侧上下径约 18 mm,厚度约 9 mm,左侧上下径约 17 mm,厚度约 10 mm。骨龄 8 岁。

分析及治疗:小明在 8 岁以内就出现乳房发育,骨龄正常,子宫卵巢发育正常,基础雌激素升高,是外周性性早熟,少食蜂蜜,数月后乳房逐渐消退,复查雌激素水平恢复正常。

哪些病因会导致孩子性早熟

对于孩子的生长发育来说,性腺发育的启动是一个异常复杂的过程。为何在某个时候启动,怎么启动的,这些原因机制现在还不清楚。但是通过医学的经验,我们能够发现并总结出以下因素,和性早熟的发病有一定的因果关系。

(1)性别:我们发现女孩发生性早熟的概率更高,女孩中枢性性早熟的发病率约为男孩的 5~10 倍。

(2)遗传:生长发育和基因的关系非常大,譬如体质性青春期发育延迟往往有家族史,性发育也是如此,如果妈妈发育早、初潮早,可能女儿的发育也早。目前基因研究发现,性早熟的家系可能有某些基因出现突变。

(3)疾病:颅内感染、外伤或肿瘤等器质病变,可导致性早熟。

（4）饮食结构不均衡：生活与营养条件被认为是主要因素。例如经常摄入油炸食物、过于油腻的食物、蛋白质等含量超标的食物，均可能导致孩子营养过剩，营养过剩不仅易造成肥胖，也会使得女孩子发生性早熟的风险加大。有些家长为了让孩子健康成长，想给孩子足够的营养，饮食中也常以高油高糖的重口味美食为主。殊不知这些都使孩子在性早熟的歧路上越走越远。我国大量研究证明在食用饮料、肉禽类、保健滋补品、用中药材煲汤、食用洋快餐、食用农药污染产品、食用膨化食品、孕母或乳母期服用保健滋补品后，孩子易发生性早熟。因此，给孩子良好的成长环境，为孩子准备健康的饮食，是让孩子远离性早熟的重要手段之一。

（5）生活环境：外部生活环境，研究发现日常生活中常使用成人化妆品、接触的洗涤剂、合成雌激素、植物雌激素、日用化工产品中的添加剂、农药、除草剂等一系列环境内分泌干扰物可以干扰下丘脑—垂体—性腺轴，是性早熟的诱因之一。

另外，内部家庭生活环境也是性早熟重要影响因素。如果出现较大变化或生活作息突然改变，发生性早熟的风险也会增大。儿童所处的家庭社会生活情况过于恶劣，会给儿童造成极大的心理压力，如家庭成员在日常生活中的缺失、家暴、家长失业的无所事事等，都会影响儿童的心智与性成熟，现需得到更多的重视。国外研究表明：不安全、不和谐的家庭环境会加速青春期的提前，而充满温暖和有凝聚力的家庭环境可推迟青春期的到来。父亲对母亲、母亲对孩子有暴力倾向与女童青春提前有关。我国也有研究表明，中枢性性早熟女童家庭成员之间可能

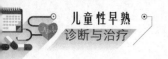
会出现亲密度下降、情感表达少等表现。

　　家庭环境中父亲、母亲的心理状态和性早熟也存在相关，SCL-90 心理调查结果显示性早熟儿童父母的焦虑、抑郁、躯体化、人际敏感因子分明显高于健康组的父母。此外，消极、严厉的教养方式可加速女童青春提前，而积极的养育方式可推迟女童青春期。王春生等研究表明，家长溺爱的儿童发生性早熟的比例更高，家长经常学习育儿知识也是避免发生儿童性早熟的保护因素。孩子到 3 岁的时候，性别意识开始萌芽，6 岁的时候性别意识蓬勃发育，如果经常跟异性父母接触过于亲密，例如换衣服、洗澡等没有互相回避，可能会刺激孩子性激素提前分泌。这些家庭因素均需要引起家长的关注。

　　(6) 生活方式：性早熟儿童和肥胖儿童的饮食习惯和生活方式类似，如吃得快和更少的体力活动易发生性早熟。其次，性早熟孩子看电视时间长、开灯睡觉、看言情类电视剧和小说、运动量少等方面高于正常儿童组，因此不良的生活方式也是影响性早熟的重要因素。让孩子有适当的运动习惯，养成早睡早起的好习惯，对于预防性早熟的发生起着一定的作用。

　　(7) 滥用药：儿童涂抹或接触含有性激素药物，以及误食家长的避孕药，都可导致孩子性早熟。长期接触"有害"物质。例如接触到激素类的农药、化学物质等，也可能会提前启动第二性征的发育，比如孩子会提早出现乳房发育，尤其是乳房呈现色素沉着，规避这些因素后，性发育体征会得到缓解。因此，家长平日里应好好看护幼儿，避免孩子接触这些影响性早熟的特殊药物或有害物质。

目前家长对性早熟患儿的关注度日益提升,但仍有家长忽视孩子的性早熟,那么就需要了解性早熟的危害有哪些,才能做到有效预防和及时治疗。

性早熟的危害包括:

(1) 身高受损:性早熟的孩子,往往骨龄进展会比实际的年龄要快,很多父母看见自家孩子身高蹿升得快就会特别高兴,殊不知这容易导致骨骺线闭合的时间提前,男孩的生长周期被压缩,将来反而赶不上同龄人的增长速度,从而导致身材矮小,性早熟的女性的平均身高为150厘米,男性为160厘米。因此,当出现性早熟现象的时候,需要密切检测骨龄的变化,定期评估身高是否受损。

(2) 心理问题:性早熟的孩子往往身体发育的速度会比同龄人更快,但心智的发育无法及时跟上,很容易给其带来很多心理障碍或者心理上的困扰,比如会产生出恐惧、自卑以及不安的情绪而影响到心理健康,时间一长还可能出现心理扭曲现象。由于提早进入成年人的体态和心态,对青少年的心理影响很大,家长对此不可忽视。

(3) 生理问题及肿瘤征兆:比如性早熟的女孩不会处理月经来潮,10.8%的儿童性早熟由器质性病变引起,比如先天性肾上腺皮质增生症或者是肿瘤而引起的,如未及时发现尽早处理,将

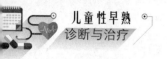
会威胁患儿今后的健康。

(4) 性行为提前:性早熟的儿童虽然身体上发育比较快,但是其心理发育还处于儿童阶段,因此这两者的发育不匹配,再加之儿童生理年纪比较小、自控能力较差以及社会阅历较浅,所以极易提前发生性行为,但是这些孩子根本没有避孕及卫生知识,极易传播疾病与怀孕的危险。

了解性早熟的危害后,就要进一步预防性早熟,做到以下几点:

(1) 合理健康饮食,荤素搭配合理,均衡营养,不挑食偏食,尤其不要乱吃补品。同时平时要多了解平衡膳食相关的知识;如今生活条件好了,加上很多家长过于溺爱孩子,不断给予改善营养,必然会加速儿童的生长与发育,因此在平常生活中要尽可能做给孩子吃蔬菜,健康饮食,少吃含有激素的食物。

(2) 适当锻炼,可以多做跳绳、打篮球、游泳等运动,不仅可以强身健体,又有利于身高的增高,但是在这里要注意不要运动强度过大,运动时间不宜过长,每天保持30～60分钟的运动为宜。

(3) 养成良好的生活习惯,早睡早起,晚上睡觉不要开夜灯。

(4) 禁止长时间接触电子产品,如电视、电脑、手机,避免过于成人言情类视频或书籍对孩子的影响。

(5) 及时做好正确的青春期教育疏导工作,正确对待性发育及相关话题,保持愉快和谐的家庭氛围,对孩子的成长也至关重要,避免因为家长的不良情绪反而影响的孩子的身心健康。

(6) 家长要学习育儿知识,杜绝盲目购买增智、增高的保健品,儿童出现厌食现象要分析根源,而不能够盲目服用增加食欲保健品。将一些含有激素的药物或食物保管妥当,比如避孕药、燕窝等,尽可能放在不被孩子看见的地方。尤其是在农村很多父母缺乏这方面知识,要尽可能做好宣传工作,提高父母的警惕性是降低性早熟的基础工作。

(7) 家长还必须要多注意观察孩子发育情况,尤其是生殖器、毛发、胡须以及喉结等是不是过早发育,一旦发现孩子提前出现了第二性征,就要尽早送到内分泌科去检查诊治,避免病情进行性发展,贻误最佳治疗时间。

总而言之,性发育是每个儿童必需要经历的阶段,所以各位爸爸妈妈们在面对即将步入青春期的孩子们,切勿过度紧张和焦虑。随着生活水平和环境变化,性早熟发病率在不断增多,因此家长和社会都应该高度重视,意识到性早熟所存在的危害,提前做好预防措施,早诊断、早治疗。

性早熟是否有遗传

性成熟启动是由包含一系列抑制因子、刺激因子和允许性神经内分泌因子的复杂网络控制的。已有研究表明,其发病因素是多方面的,性早熟是以遗传为基础,遗传因素和环境因素相互作用的结果。

人类遗传学研究也为性早熟遗传调控作用提供了有力的证据:(1)青春期的启动时机在不同种族群体间存在差异;(2)父母的遗传因素,如母亲月经来潮早,女儿初潮也可能提前,研究证

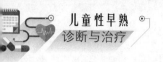

实母亲和女儿的初潮期之间存在正相关、父亲遗精时间早与儿子也有类似现象;(3)同卵双胞胎比双卵生双胞胎的性成熟发育过程表现出更强的一致性。虽然引发青春期启动的许多因素仍不明确,但遗传学机制可能发挥重要作用。近年来的研究显示,中枢性性早熟(CPP)多为常染色体遗传,且存在不完全显性和性别差异的。在散发性和家族性 CPP 病例中已发现 kisspeptin 系统、MKNR3 和 DLK1 基因激活或失活突变。

此外,外周性性早熟也受遗传因素的影响,比如家族性男性性早熟又称家族性高睾酮血症(FMPP),为常染色体显性遗传,仅男性发病,主要是由于黄体生成素/人绒毛膜促性腺激素受体(LHCGR)基因突变引起 LHCGR 结构性激活,是外周性性早熟的一种罕见病因,不依赖于下丘脑—垂体—性腺轴激活。FMPP 男孩表现出性激素水平升高、第二性征发育、精子生成,临床表现为体格快速生长、性发育和骨骼成熟,在 0～4 岁进展快速,常伴有攻击性行为,比如爱发脾气,经常动手打其他小朋友等;“小鸡鸡”增长明显,而“蛋蛋”容积却不是同步增大。因此,遗传因素不可忽视,如果父母也有性早熟病史,需要警惕,平日密切关注孩子的性发育情况,及时去内分泌科门诊就诊。

为什么女孩肥胖容易性早熟? 如何治疗和预防儿童肥胖症

随着社会的发展,人民生活水平的提高,饮食结构也随之改变,小儿肥胖与性早熟的发病率也逐年上升。儿童肥胖,已经成为影响我国儿童身心健康日趋严重的社会问题,部分肥胖女童还会轻度提前发育,甚至出现性早熟。目前已有学者调查表明超重与肥胖女童性早熟的发病率均显著高于正常体质量(BMI)女童,表明肥胖是发生性早熟的危险因素之一。其原因可能是:(1)肥胖易干扰性激素的分泌:肥胖引起的胰岛素抵抗与代偿性高胰岛素血症,会使性激素结合球蛋白(SHBG)水平降低,导致外周游离性的性激素水平升高,从而促进性征发育;此外,胰岛素可直接作用于卵巢,促进雌激素的分泌;(2)青春期的发动需要一定量的体脂贮存,青春期的启动年龄与体脂肪量水平、BMI值有密切关系;(3)部分研究表明肥胖与性发育之间的关系可能与瘦素(Leptin)有关,肥胖儿童血清瘦素水平高于正常 BMI 儿童。瘦素是由人体的外周成熟脂肪细胞分泌,其受体位于下丘脑与垂体前叶的促性腺细胞中。瘦素作为启动青春期的允许因素之一,其作用机制可能为:第一,充足的瘦素积累可以传递给中枢神经"能量充足"的信号;第二,瘦素可以直接刺激黄体生成素(LH)和卵泡素激素(FSH)的释放;第三,瘦素可以影响性腺的功能。瘦素是启动青春期的允许因子,但不是青春期发动提前的主要诱发因素。

能量平衡与性腺轴的调控具有共同的神经内分泌调控因子,随着研究进步,肥胖与性早熟之间的关系也会越来越清晰。为了预防性早熟,家长需要注意避免孩子饮食结构异常所致营养过剩,肥胖除了会容易发生性早熟,还会出现血脂异常、胰岛素分泌异常、肝功能受损等多项问题,影响孩子正常健康生长发

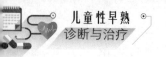

育,需要引起重视。

如果孩子已经存在肥胖症,需要及时内分泌科就诊,目前的治疗方法是:

(1) 行为矫正:对错误的日饮食习惯行为和运动行为进行矫正,调节体重。为了便于实施孩子的实施,父母或教师可以帮助孩子列出矫正的目标和校正的具体内容。例如,鼓励孩子不要过食,并鼓励他们慢慢咀嚼,限制看电视和电脑的使用时间,并鼓励更多的户外活动;限制儿童高脂肪食物的种类和量,不允许孩子吃零食。

(2) 饮食治疗:为了维持孩子的成长和发育,她们必须合理地准备饮食,确保每日营养,而肥胖儿童需低脂饮食,避免摄取高脂肪高热量食物,如薯条、碳酸饮料和奶油。此外,高纤维疗法、新鲜的水果和蔬菜也大力推广,有助于孩子在减重时保持营养均衡。

(3) 运动治疗:根据个人的差异,适当的运动项目可遵守安全、趣味性、长期性、有氧和方程式运动的原则。通常建议的活动是慢跑、快走、跳绳、篮球、游泳等。最好的强度是每天运动1 个小时,长期的坚持这些运动是十分有必要的。

如果孩子目前已经超重,那么需要家长积极预防儿童肥胖症的发生。首先,孩子们应该养成良好的饮食习惯,如定时吃饭,不允许挑食,不允许吃零食。父母也要向子女提供各种帮助,改善子女高糖和高脂肪的饮食习惯。同时参与简单的家庭日活动、游泳、篮球、足球、赛跑等体育兴趣训练等,每天放学后进行适当的身体活动。另外,在日常生活中有意识地加强运动,和谐的家庭环境是预防儿童肥胖的重要纽带,温暖和谐的家庭环境不仅能满足儿童的感情,还有助于缓解儿童心理学习压力,预防肥胖。预防肥胖的不仅仅是超重儿童,正常体重儿童也要为避免肥胖,养成良好的饮食习惯和运动习惯。这也能预防女童性早熟的发生。

为什么大多数现代的女孩比 20 世纪的女孩青春发育提前了

自 20 世纪 60 年代以来,随着世界经济的发展和营养的改善,儿童的体格和青春发育呈现出年龄提前的趋势。

(1) 女孩初潮年龄提前:从 19 世纪至 20 世纪中期美国和西欧国家的初潮年龄从 17 岁提前至 14 岁,我国女孩的初潮年龄也呈同样的年代提前趋势以及地区和城乡的差异,这些趋势和差异与经济发展状态有一致性。1995 年全国平均初潮年龄城市(汉族)为 13.08 岁,乡村为 13.43 岁。上海 50 年代为 15.9 岁,90 年代提前至 12.75 岁;北京 60 年代为 14.5 岁,90 年代提前至 12.6 岁。

(2) 男孩的发育年龄提前:男孩总体不似女孩提前明显,种族的差异也比女孩少,中国男孩初遗年龄也呈年代提前趋势。2000 年全国城市男生初遗平均年龄为 14.44 岁,乡村为 14.87 岁,比 1980 年城、乡分别提前了 1.68 岁和 0.59 岁。初遗年龄除营养因素外还有环境因素的影响(环境雌激素和其他内分泌干

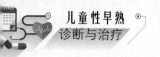
扰物有关)。

(3) 女孩乳房发育年龄提前:近年世界各地调查显示乳房发育年龄与初潮提前趋势不完全一致,虽然初潮提前的年代趋势已在趋向迟滞,但乳房发育的年龄仍在提前。上海地区 2001 年的调查则示乳房开始发育年龄为(10.2±1.8)岁,比 20 年前提前了半年。以上调查对女孩性早熟界定年龄为 8 岁的经典标准及性早熟的诊治提出了挑战。

综上,目前城市中女孩的初潮年龄提前,男孩初遗年龄提前。为什么青春发育会提前呢? 这跟社会的发展是有关的,现在孩子的营养比过去要好很多,营养过剩对孩子的发育是有促进的作用;其次,内分泌环境变化,比如说,大多数食品都含有食品添加剂,甚至环境中有一些雌激素或雄激素的类似物,称之为"环境内分泌干扰物"(environmental endocrine disruptors, EEDs),可能会促进孩子的早熟,这也是现在很多专家在关注的重要影响性早熟的因素之一。

环境内分泌干扰物是指在人类生活环境中广泛存在,并且能通过干扰人类内分泌功能、最终导致不可逆性或者可逆性内分泌功能损害的一大类化合物的统称。包括有机氯类杀虫剂(DDT)、六氯苯及其分解产物等农药和除草剂;双酚 A、烷基酚类、多氯联苯、邻苯二甲酸酯类、多溴联苯、硝基苯类等工业化合物;17β-雌二醇(E2)、17α-乙炔基雌二醇(EE2)、己烷雌酚(DES)等类固醇雌激素;香豆雌酚等植物和真菌雌激素及镉、汞等重金属。国内外研究表明,性早熟女童血清 EEDs 水平显著高于健康女童,提示 EEDs 可能是导致女童性早熟发生及发展的重要致病因素之一。

总起来说，我们需认识青春发育已有年代提前的趋势，女孩和男孩的青春发育是每个父母都需要特殊关注的，尤其是当女孩 8 岁前，男孩 9 岁前出现性腺发育迹象时，应及时咨询专业医生，此外平时日常生活中需注意营养和环境内分泌干扰物等因素的影响。

如何计算遗传靶身高

孩子成年后能长多高，在很大程度上受到了其父母身高的影响。在影响孩子最终身高的因素中，先天因素也叫遗传因素占到了 70% 左右。这就是为什么我们看到父母身高比较高的，他们的孩子也矮不到哪里去的原因了。根据父母的身高，我们可以粗略估算一下孩子将来的身高，估算出来的成年身高就叫遗传靶身高。计算公式如下：男孩的遗传靶身高（厘米）：（父亲身高＋母亲身高＋13）÷2±5，女孩的遗传靶身高：（父亲身高＋母亲身高－13）÷2±5。举个例子，比如一家人，父亲身高是 170 厘米，母亲身高是 160 厘米，那么他们的儿子的遗传靶身高就是（171.5±5）厘米，女儿的遗传靶身高就是（158.5±5）厘米。

利用上面的身高计算公式我们可以对孩子未来的身高有一个大体的了解，但是家长们千万不要忘记影响身高增长还有 30% 的后天因素，我们希望孩子们能有一个理想的身高，就不可忽视这些后天因素。影响身高的后天因素包括营养、睡眠、运

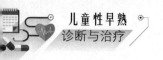
动、孩子的心理、内分泌疾病、其他系统的慢性疾病等多种因素。

① 营养:充足和调配合理的营养是儿童生长发育的物质基础。孩子们需要保证蛋白质的摄入,牛奶、鱼、虾、瘦肉、禽蛋、花生、豆制品等食品中都富含优质的蛋白质。在日常的饮食过程中,孩子们要养成良好的饮食习惯,做到不挑食,不偏食,荤素搭配,营养均衡。但是也不是吃得越多越好,如果孩子吃得过多导致身材肥胖,反而对身高不利。

② 睡眠:充足而有质量的睡眠是维持身高正常的关键因素之一。睡眠有利于身高增长,是因为夜间是生长激素分泌最为旺盛的时刻,夜间 10 点到凌晨 1 点之间是分泌最旺盛的时期。如果能在这一段时间内处于深睡眠状态,生长激素的分泌量会明显增多,更有利于身高发育。所以家长要督促孩子尽量在 9 点前睡,因为入睡后不会马上进入深睡眠状态,大概要经过 1 个小时左右。营造一个有利于睡眠的氛围对于孩子尽快入睡就显得非常重要了。在睡前不要和孩子玩刺激的游戏,睡前避免让孩子看刺激性的电视节目等,可以防止孩子们因多度兴奋而难以入睡。晚上如果要给孩子增加夜宵,最好是在睡前 1 小时之前,如果吃了东西马上睡觉,孩子睡着了,胃肠道还在消化食物,容易影响睡眠质量,不利于身高的增长。

③ 运动:合理的运动对身高增长也十分有益,运动可以刺激生长激素分泌,促进骨骼生长。有利于身高增长的运动包括弹跳类运动如跳绳、跳高、篮球等,全身有氧类运动如游泳、羽毛球、跑步等。而有些力量型运动却对长高不利比如像举重、哑铃等。门诊上也碰到很多孩子对运动有厌恶情绪,一追问才知道

他们不是不喜欢运动,而是对家长们给他们规定的运动强度和运动种类的单一产生了厌烦情绪。比如有的父母认准了跳绳对孩子身高有好处,就每天只让孩子跳绳,规定一天要跳 800 个就逼迫孩子必须完成,即使孩子今天是有些疲倦,但是也不能让他少跳 1 个。那么如何让孩子接受并喜欢运动呢?我们家长要注意运动应遵循循序渐进的原则,同时注重运动的多样化。如果让孩子一开始运动时就非常激烈或者量很大,用不了几天便会受伤,使孩子产生厌恶情绪,也会因此停止运动,导致运动效率大幅度下降。所以运动如跳绳时第一周每天可以跳 100 个,慢慢过渡到每天跳 200 个,再过渡到跳 250 个、300 个。通过循序渐进的运动可以给身体以及心肺充足的实用空间,避免身体过度疲惫而影响运动效果。同时,我们还需要注意运动的多样化,如果每天重复做同一种运动,孩子可能会逐渐产生厌烦心理,不想运动了,导致效果减弱。因此要注重运动的多样化,可以尝试做一些新的运动方式,能给身体及大脑带来更多刺激,可以确保长久的运动下去。

此外,保持良好的心情,预防疾病的发生等也都是有利于孩子长高的因素。

了解有关性早熟的常识

○── 乳房肿块一定是乳房发育吗

　　因为"发现孩子乳房出现肿块"来我们门诊就诊的病例非常多,无论女孩,还是男孩,都可以出现乳房肿块,其中女孩更加常见。乳房肿块的原因很多,但大多数的乳房肿块是乳房发育。

　　那么什么是乳房发育呢? 乳房发育就是乳房的肿块是增大的乳腺组织。乳房发育开始可以是单侧,也可以是双侧,通常表现为凸起的小硬结,乳晕略增大。多数孩子会伴有触痛,有些孩子有痒感。乳房发育也是女孩青春期第一个出现的第二性性征。但是如果女孩乳房发育在8周岁之前出现那就是性早熟了。

　　乳房肿块除了是乳房发育外,还可以见于以下疾病:

　　① 乳腺纤维腺瘤:乳腺纤维腺瘤是女性乳腺最常见的良性肿瘤,由腺上皮和纤维组织两种成分混合组成。乳腺纤维腺瘤常为乳房内单个的肿块,少数为多发肿块,也可以两侧乳腺同时发生。乳腺纤维腺瘤好发于乳腺的外上方,多表现为圆形肿块,肿块边界清晰,表面光滑,在乳腺内很容易被推动。

　　② 乳腺叶状肿瘤:乳腺叶状肿瘤是一种纤维上皮性肿瘤,由乳腺间质和良性上皮两种成分组成的一种特殊类型的乳腺肿瘤。其发病率比较低,但其具有向恶性转变、复发率高的临床特

点。虽然该病好发于30岁以上的女性,但青春期女童也有发病。乳腺叶状肿瘤有弹性,触摸上去比较韧,肿块边界清晰,活动性可。

③ 乳腺癌:乳腺癌是乳房的恶性肿瘤。最常见的表现是乳房出现无痛性肿块或增厚。乳腺癌好发于乳腺的外上方,多没有疼痛感,常为单个,肿块形状不规则,在乳腺内不容易被推动。虽说乳腺癌在儿童中非常少见,但是也有儿童乳腺癌的病例报道。乳腺癌中有一个类型称为乳腺分泌性癌,它是儿童乳腺癌中最为常见的类型。此外,男性也可以得乳腺癌。

④ 脂肪瘤:脂肪瘤是常见的良性肿瘤,生长缓慢,可以发生在有脂肪组织的任何结构中,但以体表及乳房最多见。乳房脂肪瘤主要表现为形状不规则,多为圆形或椭圆形单个肿块,边界清晰,生长缓慢,很少发生恶变。

⑤ 血管瘤:血管瘤是一种先天性良性肿瘤或血管畸形。它由胚胎期间血管细胞增生而形成的。血管瘤可发生于全身各处,如果发生在乳房,就会表现为乳房肿块,肿块常呈圆形,有时呈分叶状,边缘光整。

⑥ 淋巴管瘤:淋巴管瘤是一种淋巴管先天畸形,由增生的淋巴管构成,而非真正的肿瘤。多发于儿童,以颈部及腋窝较常见,发生于乳腺者较少。淋巴管瘤可向周围浸润性增长,肿瘤生长比较缓慢,但易并发感染。

虽说上述发生于乳房的肿瘤疾病及血管瘤、淋巴管瘤等先天畸形疾病在儿童期并不常见,但是临床上我们还是会碰到这样的病例。因此,对于发现乳房肿块的孩子,尤其是小年龄出

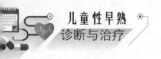

现、无痛性肿块、肿块偏离正常位置、乳头有分泌物等表现,更需要及时带孩子到专科医院就诊。

男孩乳房发育是怎么回事

"男孩怎么也会出现乳房发育?不是女孩才会有的吗?"这是我们门诊上碰到带男孩乳房发育就诊的家长最常问的问题。

下面我们就一起来了解一下哪些情况男孩也会出现乳房发育。男孩出现乳房发育可以是生理性的,也可以是病理性的。生理性的男性乳房发育可见于新生儿期和青春期。

① 新生儿期男性乳房发育:这是由于母体的雌激素进入胎儿体内,作用于乳腺组织引起的,一般在生后 3～5 天出现,6～7天达到高峰,通常在 3 周左右自然消退。但是有些也可延迟到 3 个月或更长时间才消退。

② 青春期男性乳房发育:正常男孩青春期也可以出现一过性乳房增大。多数男孩两侧乳房增生的程度不对称,出现的时间也不一致。多半是因为性发育期间男孩体内血清中雌激素/雄激素比值暂时失调导致。此外,青春期阶段男孩乳腺局部的芳香化酶作用会增强,芳香化酶的作用就是使雄激素转变为雌激素,因此导致乳腺局部雌激素形成增多。还有就是在该阶段,男孩乳腺对雌激素的敏感性增加。上述一些原因导致了男孩在青春期出现乳房的发育。青春期男孩出现的乳房增大可持续至数月至 1～2 年,绝大多数在 20 岁前自然消退。

除了上述生理性原因外,男性乳房发育还可见于一些病理因素。这些病理性因素可以是导致雌激素增加的,也可以是导致雄激素分泌减少或者作用减弱进而使雌激素/雄激素比值增高的。

(1) 导致雌激素增加的疾病包括睾丸肿瘤、肾上腺皮质肿瘤、分泌 HCG 的肿瘤、肝功能异常、先天性肾上腺皮质增生症等。

① 睾丸肿瘤:发生于睾丸组织的肿瘤,好发于三个年龄阶段,分别是婴幼儿期、青春期及 50 岁以上男性。睾丸肿瘤会导致睾丸分泌雌激素明显增多,在芳香化酶的作用下,转化为雌激素增加。因此,男性患儿可有乳房发育的表现。

② 肾上腺皮质肿瘤:大多数肾上腺皮质肿瘤是以分泌雄激素为主,男童患儿会出现性早熟的表现。同时,雄激素增多继而转化为雌激素也会增多,这也会使男孩出现乳房发育的表现。此外,还有一些极为少见的肾上腺皮质肿瘤是以过度分泌雌激素为主,男童患儿常以乳房增大为首发症状。

③ 分泌 HCG 的肿瘤:该病会导致男孩体内雄激素明显增加,出现乳房发育。

④ 肝功能异常:睾丸、肾上腺皮质产生的雌激素是在肝脏内进行代谢继而失去活性的,如果肝脏的一些疾病导致肝功能出现异常,雌激素在肝内的代谢过程就会发生障碍,而雄激素的代谢过程并不受影响,继续正常代谢并失活。这就会导致雌激素与雄激素的比例失去平衡,雌激素的量相对增多,引起了乳房发育。

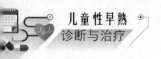

⑤ 先天性肾上腺皮质增生症:这个疾病是由于肾上腺皮质在合成皮质激素过程中所需酶的先天缺陷所致。有些酶的缺乏在导致皮质激素合成减少的情况下,会使体内的雄性激素合成增多。过多的雄性激素会转变为雌性激素,因此该病也会导致男性乳房发育的发生。

(2) 导致雄激素分泌减少或者作用减弱的疾病包括睾丸功能低下如 Klinefelter 综合征、无睾症、睾丸炎、雄激素受体不敏感综合征、性发育异常、肾功能衰竭等疾病。

① Klinefelter 综合征:这种疾病又称为先天性睾丸发育不全综合征,该病是因为患者体内多了一条染色体造成的,正常男性的染色体是 46, XY,这个疾病的患者多了一条 X 染色体,染色体核型变成了 47, XXY。这个疾病会导致睾丸功能低下,雄性激素分泌减少,患儿会表现为腋毛阴毛稀少、喉结不明显、乳房发育等。

② 无睾症:该病又称为先天性睾丸缺如,分为单侧和双侧睾丸缺如两类。通常是在胚胎期因感染、创伤、血管栓塞等原因导致的睾丸完全萎缩而致病。因为睾丸的缺失体内雄性激素分泌减少,引起男性乳房发育。

③ 睾丸炎:各种致病因素引起的睾丸炎性病变,睾丸炎可以引起部分或者完全性的睾丸萎缩,影响睾丸的正常功能,使睾丸分泌雄激素减少。

④ 雄激素受体不敏感综合征:该病又称为睾丸女性化综合征。雄激素要发挥正常生理作用需要和雄激素受体进行结合。雄激素受体不敏感综合征患者体内能正常分泌雄激素,但是因

为雄激素靶细胞膜上雄激素受体存在缺陷,因此不能发挥雄激素的生理作用,临床上也会导致男性出现乳房发育。

(3) 还有一些疾病是因为增加了芳香化酶作用而导致男性出现乳房发育,比如甲状腺功能亢进症、芳香化酶分泌过多综合征等。

① 甲状腺功能亢进症:该病简称为甲亢,是由多种病因引起的甲状腺分泌甲状腺素增多而导致的一种内分泌疾病。临床常表现为吃的多,却怎么吃也吃不胖,身材消瘦、怕热多汗、容易激动、脾气暴躁、眼球突出、甲状腺肿大等。甲状腺激素对外周芳香化酶有促进作用,甲亢患者因为体内的甲状腺激素明显增加,芳香化酶的作用也明显增加,因此使雄激素转化为雌激素增多。临床上我们偶尔可以见到甲亢患者是以男性乳腺发育来就诊的病例。

② 芳香化酶分泌过多综合征:芳香化酶的作用就是使雄激素向雌激素转化,芳香化酶分泌多了,自然雄激素向雌激素转化也会增多,所以男性会出现乳房发育。

(4) 除了上面一些疾病因素,服用一些药物也会使男孩出现乳房发育,这些药物包括以下几类:

① 抗雄激素类药物:比卡鲁胺、氟他胺、螺内酯等。

② 抗生素类药物:酮康唑、甲硝唑、异烟肼等。

③ 降压药物:氨氯地平、卡托普利、依那普利、硝苯地平、维拉帕米等。

④ 胃肠道药物:西咪替丁、雷尼替丁、奥美拉唑等。

⑤ 激素类药物:雄激素、雌激素、生长激素等。

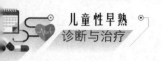
⑥ 其他药物：地西泮（安定）、钙拮抗剂、降脂药、抗精神病类药物、大麻、海洛因等。

如果发现男孩出现了乳房增大，一定要及时带孩子到专科医院就诊，及时弄清楚是生理性的还是病理性的，以免是病理性的没有及时就诊而耽误治疗。

2 岁以内的女孩为什么会发生乳房发育

我们专科门诊上碰到 2 岁以内的婴幼儿女孩出现乳房发育的情况也不在少数。很多家长都非常紧张焦虑，因为这么小的年龄出现性早熟也太不能接受了。

下面我就跟大家讲一讲有哪些情况可以导致 2 岁以内的女孩出现乳房发育。其实这个年龄段出现的乳房发育绝大多数是"小青春期"的表现。什么是"小青春期"？我们人体的性发育是靠下丘脑—垂体—性腺轴来调控的。2～3 岁之后到青春期发育之前，这个阶段性腺调控轴都是属于抑制状态的。当下丘脑—垂体—性腺轴活化之后青春期性发育就开始了。然而，女童婴儿从出生到约 2～3 岁，下丘脑—垂体—性腺轴的抑制功能还不成熟，所以会导致体内一些性激素水平增高，达到近似青春期的分泌水平，因此这一时期又被称为"小青春期"。性激素水平增高了，部分对雌激素增高敏感的女孩就会出现乳房发育。但是通常情况下，仅表现为单纯性乳房发育，并不伴有其他第二性征，也没有生长加速，子宫卵巢大小正常，骨龄也不超前。一般认为这是一种自限性的病症，多数女孩在 2 岁左右乳房会自行消退。但如果 2～3 岁之后乳房还没有消退，那就有诱发中枢性性早熟也就是真性性早熟的风险了。

虽说 2 岁之前婴幼儿女孩的乳房发育绝大多数属于"小青春期"，但是有少数的乳房发育也可以是中枢性性早熟（真性性早熟）、外周性性早熟（假性性早熟）的表现之一。这个年龄段出现的中枢性性早熟大多数是因为器质性病变导致的，比如下丘脑错构瘤、下丘脑垂体肿瘤、蛛网膜囊肿或者其他颅脑的病变。导致外周性性早熟的病因可以是误服了含雌激素药物，也可以是卵巢肿瘤、囊肿导致，还可见于一些少见的综合征如 McCune-Albright 综合征等。我们也遇到过小孩子误吃了家里的避孕药，出现明显乳房发育，乳晕色素很深，甚至还有阴道出血的表现。

所以出现过婴幼儿乳房发育的孩子，也要定期监测乳房发育的变化，身高增长的变化，子宫卵巢的大小，骨龄进展等，以区分和鉴别是哪种原因导致的乳房发育。尤其是对于 2～3 岁之后乳房还没有消退的孩子，我们更加要密切关注上述病情进展情况。

睾丸没有增大，阴茎增大了正常吗

男孩正常的青春发育顺序是首先有睾丸增大，如果睾丸≥4 毫升，就标志着青春期性发育开始了，随着睾丸容积的逐渐增大，继而阴茎开始增长、增粗，阴囊皮肤颜色加深和褶皱增多。

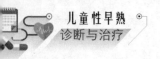

后面逐渐出现阴毛和腋毛的生长、长胡须。之后孩子的声音开始变低沉，就是我们通常说的变声，并出现遗精。正常情况下男孩出现变声的年龄在 13.5 岁左右。这个时期同时会伴有最快的生长速率、肌肉力量增加、出现痤疮等。通过了解男孩正常的性发育顺序，我们知道了睾丸的增大是在阴茎增大之前，如果顺序颠倒了，睾丸还没有增大的情况下，先出现了阴茎的增大，这种情况是不正常的。性征发育不按正常发育程序进展往往是外周性性早熟也就是假性性早熟的典型的表现。

为什么外周性性早熟会先有阴茎大呢？这是因为外周性性早熟体内增高的雄激素并不是来源于正常发育了的睾丸，而是其他病理因素导致患者体内的雄激素明显增高，直接作用于阴茎上，导致阴茎增大，继而出现阴毛、胡须等其他第二性征。在体内这些增高的性激素的不断刺激下，外周性性早熟也会转变为中枢性性早熟（真性性早熟），到了这个时候睾丸也会发育增大。但这种情况下睾丸的增大出现在了阴茎增大之后，发育顺序是不正常的。

下面我们再一起了解一下有哪些引起男性外周性性早熟的病因。

① 先天性肾上腺皮质增生症：这个病是男孩外周性性早熟最常见的病因，该病会导致体内产生过多的雄激素，因此患病男孩会表现为阴茎增大、阴毛发育和阴囊色素沉着，甚至出现变声、胡须和痤疮，并伴有身高增长加速和骨龄提前。

② McCune-Albright 综合征：这个疾病是一种复杂的罕见病，男女都可以发病。病变累及到骨骼、皮肤和多个内分泌腺

体。最典型的表现是外周性性早熟、皮肤上有淡褐色斑(牛奶咖啡斑)以及骨纤维发育不良。有些患者还会有高泌乳素血症、生长激素分泌过多、甲状腺功能亢进、库欣综合征、甲状旁腺功能亢进症等。

③ 家族性男性性早熟:这个病又叫家族性高睾酮血症,是一种遗传疾病。主要表现为男孩阴茎和睾丸增大,通常情况以阴茎增大为主。此外,还伴有生长速率加快、阴毛腋毛出现、骨龄成熟加速,血睾酮明显增高。

④ 肿瘤:分泌雄激素为主的肾上腺皮质肿瘤、睾丸肿瘤、分泌绒毛膜促性腺激素(HCG)的肿瘤均可以导致男性外周性性早熟,主要表现为阴茎增大,分泌 HCG 的肿瘤可伴有睾丸轻度增大,但是与阴茎大小不相称,也就是阴茎增大相对睾丸增大更加明显。

阴道出血一定是月经吗

月经俗称"例假",是由于女性体内雌孕激素水平的变化引起的卵巢周期的变化而出现的子宫内膜周期性的脱落出血。月经是有规律的,有周期的。月经是每月一次,月经期一般持续5～7 天。女孩的第一次月经称为初潮,初潮出现的时间通常是在乳房开始发育后的 2 年左右。初潮年龄每个人不同,通常与众多的体内或者体外因素有关。基因遗传因素是最主要的内部因素,母亲初潮年龄晚的,她的女儿性发育及初潮年龄往往也是晚

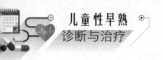

的。但是如果女孩有中枢性性早熟也就是"真性性早熟",月经初潮时间会明显提前。月经的成分主要由血液、脱落的子宫内膜等组成。因此月经一般会有小血块,而如果是其他原因导致的阴道出血,一般不会有血块等物质。

阴道出血并不一定都是月经,很多原因都可以导致儿童阴道出血。大家尤其要注意孩子没有乳房发育、阴毛、腋毛等第二性征的阴道出血,往往是由其他疾病导致的。有些孩子阴道出血虽伴有第二性征,但是年龄太小出现,或者性发育进程过快就出现,这些情况都是不正常的,需要我们高度重视。

除了月经外,其他引起儿童阴道出血的原因有:

① 误服或者接触了含有雌孕激素的物质:比如误服了避孕药,导致的激素撤退性出血。儿童尤其是幼儿误服避孕药的例子并不在少数,所以提醒粗心的家长千万不要把避孕药放在孩子可以触及的地方,因为孩子很可能误将其当糖吃了。

② 卵巢囊肿:当囊肿影响到激素分泌时,会导致女童出现不规则阴道出血,比较严重的甚至会导致出血不止。

③ McCune-Albright 综合征:这种疾病导致的阴道出血没有规律,没有排卵,有时候量很多,有时候还很难止住。

④ 外阴阴道炎:很多家长会好奇问小女孩怎么会有阴道炎发生? 这是由于幼女外阴及阴道的抵抗力相对比较弱,因此很容易被感染,从而引起外阴炎及阴道炎,这种情况多伴随阴道发红、发痒、疼痛以及分泌物增多。

⑤ 外阴或阴道损伤:孩子外阴磕碰到硬物或者其他创伤造成的外阴或阴道损伤性出血。这种出血会有明确的受伤史,此

外常常可以在受伤部位看到伤口或者瘀斑等。

⑥ 阴道异物：有些小孩子在玩耍的时候，由于好奇或者不小心将小玩具或者纸屑等小物体塞入阴道，引发炎症感染，这种情况出现的阴道出血往往量不大，但多数会伴有腥臭味的阴道分泌物。有些还会伴有疼痛。

⑦ 生殖器恶性肿瘤：几乎所有的生殖道恶性肿瘤都会有阴道出血的症状。但是在儿童比较罕见。

⑧ 出血性疾病：比如血小板减少性紫癜、凝血功能异常如血友病等都会导致机体出血，但是往往阴道不是唯一的出血部位，其他身体部位也很容易出血。

月经初潮后还能继续长高吗

门诊上遇到很多家长带着孩子来就诊，因为自己的孩子来月经了，第一次来月经又叫月经初潮，家长们问得最多的一句话就是"她月经来了，是不是不会再长高了？"。下面，我们就来谈一谈孩子在月经初潮后，还能不能继续长高。其实，绝大多数情况下还是可以长高的。

月经初潮作为女孩青春发育过程中的一个重要标志，初潮一旦出现就提示女孩们的生长发育已进入中晚期了，大家千万不要误认为月经初潮是性发育的初期。月经来潮后孩子的生长速度会明显减慢，这也就意味着身高"猛长"的时间已经过去了。大多数正常性发育的情况下，女孩们来月经是在 12 周岁左右，也

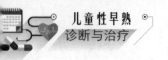

就是出现乳房发育后的两年左右。一般情况下月经初潮后身高还会再长5～7厘米。但是具体还能长多少还是因人而异的,主要还是要看孩子月经初潮后的骨龄情况。在有些情况下,比如真性性早熟导致的月经提前出现,这些孩子的性发育进程往往比正常的孩子进展快很多,整个性发育的时期也会缩短,同时伴有骨龄比实际年龄大很多,身高增长的空间也大大减少了。门诊经常遇到过孩子提前出现了乳房发育等第二性征,但是家长没有带孩子及时就诊,等到月经初潮了,家长才带孩子来看,拍了骨龄发现骨龄超前年龄很多,孩子只剩2～3厘米的生长空间。也有的孩子月经初潮后身高增长潜能还有十余厘米的。所以到底还能长多长还是取决于当时的骨龄大小。

女孩月经来潮后,身高增长已进入减速期,如果身高不理想,此时再想通过外界干预的方式促进身高,效果就会大打折扣。当然如果有些孩子实在身高矮小,只要骨骺线还没有闭合,就还可能有治疗的机会。但是如果等到月经已经来了1～2年才想起来医院就诊,这个时候骨骺线闭合的可能性就非常大了,骨骺线一旦闭合就没有办法促进身高增长了。所以家长们一定要重视孩子的身高和性发育情况,如果发现孩子的身高偏矮或者出现性发育的年龄提前,一定要及时带孩子来医院就诊。

性早熟为什么是身高的杀手

性早熟的孩子长不高,是我们很多家长都知道的。但是不是所有性早熟都会影响身高呢？为什么会影响身高呢？下面我们就来谈一谈这两个问题。

第一个问题：是不是所有性早熟都会影响身高？不是所有类型的性早熟都会影响身高。对身高不利的性早熟类型有快速进展型的中枢性性早熟(真性性早熟)和外周性性早熟(假性性早熟)。而不完全性性早熟又叫部分性性早熟包括单纯性乳房发育、单纯性阴毛早现、单纯性早初潮则不会影响身高。患儿会有单纯乳房发育、单纯阴毛早现等表现，可能是因为某个部位对性激素较为敏感所致，与真正意义上的性早熟差异比较大，并且存在自限性。因为骨龄增长并不会加速，或者仅有轻度增速，对身高影响很小。只要注重日常护理，避免长时间的不良饮食，病情可以逐渐恢复，对身高的影响非常小，几乎可以忽略不计。

第二个问题：为什么有些类型的性早熟会影响孩子的身高呢？这是因为这些类型的性早熟患者的发育顺序虽然与正常青春发育者相似，但是发育年龄却明显提前，发育过程显著加速，发育时相又缩短。导致这些孩子在开始的时候通常比同龄孩子高，但是到后面正常性发育的孩子还在长高的时候，这些孩子却早早停止了身高增长。这是因为人体长骨的生长空间是有限的，性激素过早的增加会导致骨龄明显提前，进而过早闭合而失去生长空间。性早熟的孩子因为开始身高突增也就是猛长的年龄小，基础的身高低，又过早就会停止身高生长，因此，如果他们得不到及时治疗，成年后的身高会损失很多。

因此，家长一定要重视孩子第二性征的变化。女孩的第二性征出现大多数比较细心的家长会很容易发现，因为女孩的发

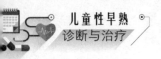

育通常最早出现的是乳房增大。但是男孩就不容易了,因为男孩的发育是从睾丸开始。一者因为这个年龄段的男孩大都是独自洗澡、换衣服,家长很难观察到睾丸阴茎的变化,再者,即使能够观察到,家长如果没有专业知识也很难做出是否发育的判断。门诊上经常碰到家长是因为发现孩子变声了,长胡须了才来看,殊不知一大部分孩子因此错过了最好的治疗时期。更有严重者,比如一个 12 岁多的男孩,身高 153 厘米,骨龄却基本已经闭合了,最多有 0.5~1 厘米的生长空间了,这个男孩身高基本就定格在这个水平,却已经失去了治疗的机会,可是他的爸爸妈妈个子都正常,爸爸 172 厘米,妈妈 161 厘米,问病史时发现,这个孩子其实两年前就变声了,但是家长当时没在意,这半年孩子身高没怎么长才想起来就诊。这么晚才来医院看病的结局,剩下的只有家长对自己没有带孩子早点来就诊的悔恨和孩子无法改变的身高,还有医生的遗憾和无能为力。所以提醒各位家长,如果发现孩子出现了可疑的性早熟的表现,一定要带孩子到儿科内分泌专科就诊。

性早熟的孩子一定会长不高吗

随着生活水平的提高,生活环境和饮食的变化,性早熟的发生率也在逐年的增加,家长的意识水平的提升,也让越来越多的人认识到性早熟对孩子健康成长造成的影响。现在越来越多的医学科普让大家意识到性早熟会影响孩子的身高。很多人知道一点但是又不是十分了解,认为只要孩子发生了性早熟就一定会长不高,很多家长也是十分的焦虑,常常在门诊听到家长说发现孩子乳房发育了,都一个礼拜睡不着觉,恨不得每天给孩子测测身高。下面来说说性早熟在什么情况下会影响身高,作为家长我们应该注意什么。

首先,不是所有性早熟的孩子都会长不高。大部分的性早熟都可能只有乳房的发育,而且进展比较缓慢,性激素也没有明显的升高,这个情况下,是不会影响孩子身高的。那么,性早熟会影响身高主要是因为提前出现的性发育影响到了骨龄的正常发展,如果性早熟的程度比较重,也就是可能孩子达到了真性性早熟的程度,产生的性激素持续升高,并且升高持续比较长的时间,那么就会刺激骨龄快速的增长,从而孩子的身高,也会出现过早的快速增长。这些孩子长身高的时间提前,发育的时间提前,那么发育也会结束的偏早,骨龄闭合的时间也随着提前,最终导致孩子整体的长个子的时间缩短,最终身高是会受到影响。但是性早熟的大部分都是属于假性性早熟,或者有一部分孩子处在真性性早熟的前期,那么孩子可能只有单纯乳房早发育,性发育的提前程度不明显,并不影响骨龄的进展。因此这些孩子即便发生了性早熟,但是并不一定会影响身高。值得我们关注的是,性早熟的速度会随着时间而变化,而且孩子本身的性腺也会随着年龄的增长而变化,可能这几个月发展不快,但是过几个月可能会变快,所以对于性早熟的孩子,定期复查很重要。

建议发现性早熟的孩子每2～3个月复查一下,请专业的内分泌科医生评估一下孩子性发育的速度和骨龄的变化,另外作

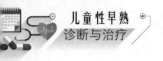

为家长,平时在洗澡或者帮孩子换衣服的时候,也应该注意女孩乳房大小是否有变化,内裤上是否有分泌物,男孩外生殖器的大小和长度是否有变化,是否有阴毛腋毛的出现,平时记录好性腺的变化,有助于我们对比孩子的前后状况,准确的了解孩子的发育速度。

如何判断真性性早熟

当我们对性早熟有了一定初步的认识后,家长最害怕的就是孩子是不是真性性早熟。很多家长到门诊都会问,医生我的孩子的性早熟是真性还是假性,真性性早熟是不是要打针?对于假性性早熟和真性性早熟,我们在医学上有明确的定义和诊断标准。想要区分需要专业的内分泌专科医生帮你评估。

首先我们需要了解什么是性早熟。性早熟是指女童在8岁之前男孩在9岁前,提前出现第二性征的发育,即乳房提前发育,阴毛、腋毛出现,可伴有身高、体重增长,外生殖器发育等症状。假性性早熟的患儿没有真的出现自身性腺轴的启动,只是表象,如出现乳房长大等第二性征的发育,比如说单纯的乳房提早发育,外阴生殖器发育等等,从外表来看这类情况和真性早熟的现象比较相仿,但是睾丸并不会产生精子,卵巢还不能够制造卵子,因此不具有生育能力。发生的原因是比较多的,可能和饮食习惯、周围生活的环境、自身家族的遗传背景等等都有关系。还有一些比如摄入过多的外源性雌激素等等,或者肾上腺组织功能的异常或者睾丸、卵巢本身出现肿瘤以及囊肿等疾病，引起了性激素过多分泌的所导致的。这类性早熟通常垂体促性腺激素分泌水平不高，子宫或卵巢增大不明显，骨龄进展也比较缓慢，通常内分泌科医生会根据孩子的临床表现和实验室检查就可以区分。而真性性早熟又叫做中枢性性早熟，这一类的孩子性发育过程进展较快，男孩子阴茎会增大，可伴随声音变粗甚至有的还会产生精子，女孩子的乳房会有增大，内裤可有少许分泌物，可伴有腋毛和阴毛出现，甚至会有月经初潮，可能会产生卵子而受孕。这些都是由于孩子自身的下丘脑—垂体—性腺轴启动，导致垂体促性腺激素分泌水平持续升高，使性激素不断增加，从而导致性器官的提前成熟。性激素的不断增加，同时也会刺激骨龄快速的进展，身高提前出现快速增长。那么医生一旦发现孩子性发育速度过快，会进行相应的检查，除了常规随机性激素，子宫卵巢 B 超，骨龄等检查外，国际国内的诊疗规范建议通过行 GnRH 激发试验来区分。如果孩子伴随有相应的症状，并且 GnRH 激发试验提示真性性早熟，医生根据综合情况就可以诊断真性性早熟了。

病例 1，女孩，8 岁 2 月，身高 130 厘米，体重 31.5 千克。母亲身高 158 厘米，父亲身高 173 厘米。发现乳房突出 3 个月余就诊。初期有乳房肿痛，家长以为小朋友不小心撞到所致，未重视，经过 3～5 天疼痛感消失，但是乳房依然突出，但无红肿亦未就诊，过了 3 个月乳房逐渐变大，家长首次在当地医院就诊。未查性激素，做了 B 超提示子宫卵巢正常，骨龄 9 岁，当地医院未予用药治疗，嘱 1～2 月随访。家长自己觉得检查结果正常，未按

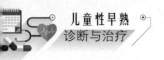

期复诊。半年后发现乳房增大明显,内裤有分泌物出现,就诊前一周无意间发现有一根腋毛,家长才着急来我院就诊。经过再次检查随机性激素发现升高,卵巢出现增大,骨龄在半年的时间里长了 11 个月,追问家长发现在近 3 个月时间里,孩子长了 2.6 厘米,而孩子在没有出现性早熟之前,3 个月的身高增长大概是 1.5～2.0 厘米。根据最新骨龄,孩子的预测身高从 159 厘米左右变为 155 厘米左右。进一步医生通过行 GnRH 激发试验等一些检查进一步明确。

那么我们来一起分析一下这个病例,这个女孩处在性早熟相对比较常见的年龄段,初期表现还是比较典型的,有乳房的增大,伴随有乳房的胀痛感,第一次就诊后,B 超提示子宫卵巢正常大小,骨龄与实际年龄相差在 1 岁以内,那么这种情况下,虽然当时没有查性激素,但是根据孩子的年龄,结合她的表现还有实验室的检查,初步诊断性早熟,并且暂时考虑为假性性早熟,孩子除了乳房早发育意外,子宫卵巢大小为正常,骨龄没有明显提前,身高属于正常范围,暂时没有真性性早熟的依据。但是性早熟的表现可能会随着时间的推移而产生变化。而在这个案例中,我们发现家长并没有遵医嘱定期复诊,半年多的时间过去了,孩子乳房增大的更明显了,并且出现了新的表现,阴道分泌物和腋毛,这个时候才再次来就诊,通过医生的追问发现孩子的身高增长也是加快的,回顾一下,也就是说,在这半年的时间里,孩子的病情其实一直在缓慢的进展,只是没有被察觉,性早熟的病情变化相对与其他疾病而言,确实是比较慢一些的,很容易被忽视,但是当孩子可能是或者要进展为真性性早熟的时候,病情变化可能就会比较快,家长容易发现,就像案例中的这个孩子。当孩子第二次再来门诊就诊后,医生查了性激素发现已经出现升高,卵巢出现增大,骨龄由原来的正常范围,转变为大于实际年龄。这些均提示孩子可能出现了真性性早熟。这种情况下就有可能影响孩子未来的性发育和身高,比如月经提早初潮,终身高受损。所以作为家长我们一定要仔细观察并记录孩子的情况,遵医嘱定期复查,注意随访后续孩子的变化。

病例2,男孩,9岁8月,身高141厘米,体重39千克,母亲身高160厘米,父亲身高175厘米。疑似变声2个月余就诊。这个男孩子能是由妈妈陪同就诊的,来的时候妈妈说感觉这2个月孩子声音不想小时候那么稚嫩,起初以为是感冒喉咙哑,但都过了2个月了,还是觉得孩子的声音比较低沉也没有咳嗽咽喉痛的表现,前几日男孩子自己跟家长说下面长了一根毛,妈妈这才想到性发育方面,才挂号来看内分泌科的。当时询问孩子发育程度的时候,妈妈一脸茫然,说平时都是孩子自己洗澡,没有太关注孩子性发育的情况,具体从什么时候开始的就更是无从追述了。另外家长觉得孩子上小学四年级,身高还算可以,离青春期还比较遥远,所以平时也没有关注。那么这个孩子后来在门诊通过医生的查体,发现孩子睾丸和阴茎已经发育至少半年以上,出现了少许阴毛,追问后家长觉得近3~5个月的身高比平时长得快一些,本来家长还觉得比较高兴,结果孩子是发生了性早熟。那么医生检查下来,性激素水平增高,双侧睾丸8~10毫升左右,骨龄提前2岁。进一步医生通过行GnRH激发试验等一些检查进一步明确。

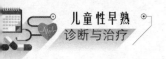

对于性早熟,女童的发病率要高于男童,女孩中假性性早熟更为常见,但是男孩如果发现了性早熟,绝大多数为真性性早熟。而且表现比较隐蔽,男孩不会像女孩那样有乳房的突出,表现在上半身,家长是比较容易发现的,而男孩的性腺发育通常不容易关注到。另外呢,8～10岁的男孩子很多就自己洗澡,自己穿衣服,妈妈们虽然比较细心,但是由于性别的差异,也没有办法及时的发现。而且很多家长习惯结合自身的发育年纪去想当然地觉得孩子也会同样年纪发育,殊不知随着生态环境和生活环境的变化,人类的性发育也在悄悄地发生着变化。现在的孩子性发育的时间和父母相比已经略有提前,而且性早熟的发生率也在逐年攀升。作为父母应该有意识地去观注孩子性发育的情况。如有变化也可以起早发现。对于男孩而言最早出现发育的是睾丸的增大,逐渐出现阴茎的增大,然后才会出现阴毛、变声等表现,如果像案例里的这个孩子,当发现变声再来看的话,那么这个男孩子肯定已经发育有一段时间了,虽然男孩不会像女孩子一样,有提前来月经的困扰,但是真性性早熟会对男孩的身高造成比较大的影响。这个案例中的男孩,实际年龄是9岁8个月,身高141厘米,如果按照实际年龄计算,他在人群中还算中等略偏高的,家长也说在班级里身高还可以的,近半年来孩子胃口也好,家长一直认为是这个原因而导致孩子身高长得比较快,其实是由于性早熟,影响了骨龄,那么按照骨龄来预测身高的话,他的预测成年身高只有不足165厘米。而他的遗传身高是174厘米左右,当性激素影响了骨龄的增长速度时,骨龄增长的速度比实际年龄快2岁,那么将来骨龄也会闭合的比其他孩子快,导致孩子的最终身高非常不理想。

通过以上两个病例的学习,应该给我们一些启示,作为家长平时我们要多观察孩子性腺的大小,比如每2周替孩子洗澡的时候,妈妈可以看看孩子的乳房是否变大,轻轻触摸一下,看看乳房里是否有硬核,另外观察一下孩子是否有腋毛或者阴毛的出现。对于男孩子则要请爸爸们多费心了,要注意观察睾丸的大小和阴茎的变化,如果较以前有变大,也是需要当心的。男孩子也同样要注意是否有阴毛和腋毛的出现,还有唇部的汗毛和体毛的变化也需要多观察。另外,无论男孩还是女孩子,都是要注意一下长个子的速度。也不需要每天去测量身高,太频繁是看不出变化的,只能增加自己的焦虑感,建议一个月测量一次身高就可以了。正常青春期前的生长速度是5~7厘米/年,那么也就是说每个月的身高增长在4~6毫米,如果超过了这个速度,孩子又已经发生了性早熟,那么我们的家长应引起警惕了。平时细心的观察孩子的外观变化,如实地反映给你的主诊医生,对病情的变化判断是非常有帮助的,可以帮助医生更准确的判断孩子目前病情变化。

儿童性早熟的诊断检查方法

初诊性早熟时需要做哪些检查筛查

前面我们讲过了性早熟的孩子,可能会出现性激素的变化,性腺的发育,影响身高,因此对于有征兆的孩子,我们内分泌医生通常会做一些相应的检查。很多家长不是很理解,认为性早熟医生只要看一眼就能发现问题。比如乳房的变化,很多家长觉得医生看一下和触诊就能确定,其实不然。因为乳房的发育主要是以出现乳腺为标准的。而有些孩子特别是偏胖的孩子,乳房外观看起来已经凸出,但是并没有出现乳腺,而都是由于过多的脂肪组织堆积,造成乳房看似凸出好像提前发育了一样。所以对于性早熟的孩子来说,家长和孩子是需要配合医生面诊和相关的检查,这点是非常有意义的。家长一定要带孩子来面诊,医生看一眼和家长看一眼思考的问题是不一样的。医生通过面诊和触诊,能更准确地给孩子选择合适的检查。

首先对于第一次来就诊的孩子,医生对孩子外表的观察非常重要,要进行相应的查体,另外配合实验室检查。如抽血查性激素,乳房、子宫、卵巢 B 超,骨龄的检查。很多家长一听要抽血,就会非常不淡定,常常会问医生抽大血还是小血?家长们通常会把静脉血称之为大血,把手指末梢血称之为小血,如果说小血很多家长还能淡定的接受,如果说抽大血那么家长可能就会犹豫甚至拒绝。那么接下来先来讲讲我们什么要抽血吧。医生通常会在门诊首先选择检查随机的性激素水平,这个性激素是需要抽静脉血的,因为性激素里通常包括5~8个项目,不同的医院稍有差异,那么这项项目如果采集末梢血,血量是远远不够检查的,那么一管性激素需要的血量是多少呢,仅仅需要2毫升左右的静脉血就足够了,对孩子的健康也没有任何影响。通过查性激素我们可以大致看到孩子目前的性激素水平是增高的,还是正常的,如果有异常的话可以尽早地提示我们去发现孩子性发育方面的异常,意义是非常重大的。当然了这个性激素不是万能的,它不能完全了解孩子全部的性激素水平。因为性激素会波动,那么随机查只能大致了解孩子的性激素概况。当我们理解了抽血的目的之后,希望家长在有需要的情况之下能够积极地跟孩子沟通好并且配合医生。对于性激素不高的孩子也不能完全确定病情的轻重。乳房B超用来了解乳腺的真实大小,有些孩子偏胖,肉眼看上去乳房可能比较大,但是多半都是脂肪,乳腺可能不大,所以不能完全以外观的大小去判断,B超检测乳腺的大小更为准确。子宫卵巢的B超,可以较好地预测性腺发育的程度,还可以大致预测月经初潮的时间。对于儿童来说,做这个检查通常需要憋尿,将膀胱撑起来,这样才能看到子宫和卵巢。所以在做这个检查的时候,我们的家长要予以理解和配合。另外一项就是骨龄的检查。在假性性早熟或者性发育进展不快的阶段,骨龄基本和实际年龄是相匹配的。如果性早熟的孩子出现骨龄的增长速度超过实际年龄的增长速度,那我们就

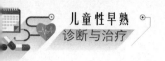

要非常警惕,是否孩子性发育的速度也有所增快。是否会对孩子将来的身高增加产生影响。当然很多家长多骨龄也有一定的顾虑,因为骨龄是 X 射线,家长认为有辐射,对孩子的健康不利。但其实拍摄一张骨龄的辐射量是非常微小的。我们要注意的就是骨龄的拍摄不要太频繁。常规是半年才会拍摄一次,如果进展快的孩子,可能会 3 个月拍一次,这个频率不会对孩子的健康有什么影响的。鉴于骨龄对孩子的身高的评估价值,在正常频率下拍摄骨龄家长也能做到理解和配合。但是门诊也常常碰到有些家长不注意保存骨龄 X 射线片原片,有时候家长在一家医院拍摄,又到另外一家医院就诊,结果又没有携带原片,那医生没有办法帮孩子来判断骨龄了。只能重新拍骨龄,间隔时间短于一周的话,间隔时间就太短了。还有些家长没有保存之前的骨龄片,导致后续复查时没有办法对比骨龄的前后变化。那么这些都是我们在检查是应当要注意的问题。

另外呢,以上这些检查医生通常会定期根据每个孩子的情况不同,来选择相应的检查去复查。我们要明白:每项检查都只能代表近期的情况,随着时间的推移,还是需要重新再检查的,根据最新的检查结果重新评估及预测终身高。

骨龄的意义

现在很多家长都大致了解性早熟是要做一定的检查,才能更准确的判断孩子的情况,哪些方面受到了影响,是否影响孩子的身高,特别是骨龄,很多家长都知道查骨龄对于身高的判断非常重要,但是并不理解骨龄所代表的意义。下面就简单地跟大家介绍一下骨龄的意义。

人的生长发育可用两个"年龄"来表示,即生活年龄(日历年龄)和生物年龄(骨龄)。生活年龄就是平时我们按照出生年月日来计算的年龄,当然在这里强调一下,医学生都是指的用阳历生日推算的年龄,而不是民间我们说的虚岁。用虚岁计算的年龄在医学上是不够准确的。而生物年龄即是用骨龄来计算的,骨龄是骨骼年龄的简称,需要借助于骨骼在 X 射线摄像中的特定图像来确定。通常要拍摄左手手腕部位的 X 射线片,医生通过 X 射线片观察左手掌各个指骨、腕骨及桡尺骨下端的骨化中心的发育程度,综合评估来确定骨龄。骨龄评估能较准确地反映个体的生长发育水平和成熟程度。可以通过骨龄及早了解儿童的生长发育潜力以及性成熟的趋势。通过骨龄还可预测儿童的成年身高,用肉眼的身高预测成年身高通常不够准确,而用骨龄来预测成年的身高更为准确。在假性性早熟或者性发育进展不快的阶段,骨龄基本和实际年龄是相匹配的。比如一个孩子是 2010 年 1 月 1 日出生,那么到 2020 年 1 月 1 日,这个孩子的生物年龄就是 10 周岁整,那么如果拍摄骨龄也是 10 岁,那么就说明生物年龄和生活年龄相匹配。通常情况下,骨龄和生活年龄可能会有一些偏差,不会刚刚好相等,两者间正负相差 1 岁以内都是属于正常范围的差异,这个差异不会影响孩子的成年身高。但是如果性早熟的孩子出现骨龄的增长速度超过实际年龄的增长速度,那我们就要非常警惕,是否孩子性发育的速度有所

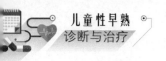
增快,是否会对孩子将来的身高造成影响。

因此定期复查骨龄也是非常重要的。骨头以 3~4 个月为一个生长周期的,所以骨龄的变化不会特别快,也不会说今天和明天差异很大,所以频繁的复查也是没有意义的。常规半年复查一次就可以了,那么对于性发育变化快或者近期身高增加明显的孩子,也可以 3 个月复查一次骨龄。当然复查周期并不是一成不变的,应该结合每个孩子的实际情况,请医生综合评估来调整。

阴道分泌物增多有什么意义

在临床上,我们也会碰到一些家长带孩子来看门诊,并不是因为出现了乳房的发育,而是因为发现内裤上有些"脏脏的物质"来就诊的。妈妈们通常会结合自己的经验,以为孩子是不是快要来月经了,非常紧张和焦虑。这就需要我们弄明白阴道分泌物对于女童的意义。

女性阴道分泌物是由阴道黏膜渗出物、宫颈管及子宫内膜腺体分泌液混合而成,其形成与雌激素作用有关。随着女性月经周期的变化,激素水平随之变化,阴道分泌物的形态、量等等也随之变化。但是对于女童,在青春期前由于激素水平处于青春期前的很低的水平,正常的女童子宫、卵巢大小处于未发育状态,因此没有阴道分泌物出现。直到青春期女童发育后,随着性激素的升高,子宫卵巢出现相应的增大,才开始逐渐出现一定的阴道分泌物。因此如果我们的孩子在青春期前出现了可疑阴道分泌物的时候,我们需要警惕孩子是否有可能出现性早熟的情况,需要及时前往医院进行相应的检查,通常可能需要验血,检查性激素水平,子宫卵巢 B 超来观察子宫、卵巢发育的情况。当然也有以下少见的情况,比如外阴炎症,比如游泳接触到一些不洁净的水质,或者小便擦拭不净,没有注意内裤的卫生等等,这些情况下可能也会出现一些阴道分泌物,那也可以取一些外阴的分泌物进行化验。因此,对于女孩内裤上,如果出现了不干净的分泌物,家长们还是要引起足够的重视。另外,我们也需要注意个人卫生,养成小便后擦拭干净小便,每日清洗外阴,勤换底裤,大人内衣内裤在清洗的时候应该注意和儿童分开,并且注意晾晒杀菌。

儿童性早熟的治疗方法

所有真性性早熟是否都需要治疗

    大家现在对于儿童性早熟的认识越来越多。无论医生还是家长都已经有意识,国际上对于真性性早熟的诊疗也是比较统一的,也就是说对于真性性早熟我们是需要治疗的,常用的药物是 GnRHa,这个药物是针剂,但并不是所有的真性性早熟都需要一经诊断,就需要立刻打针治疗。在实际临床案例中,一定要注意个体化,每个孩子还有千差万别的表现,对于真性性早熟,可以分为快速进展型和缓慢进展型,而对于治疗也有所不同,临床上不能完全以 GnRH 激发试验的结果一概而论的。首先作为医生应该规范的进行检查,主要使用戈那瑞林作为激发的药物,更加准确。另外,需要结合患儿的表现,是否伴有子宫或卵巢的增大,或者睾丸阴茎的增大,是否伴有生长加速,是否伴有骨龄的超前等等,只有当临床表现和实验室检查都相匹配的时候,我们才考虑使用 GnRHa 药物治疗。而临床上还有一些孩子,虽然其 GnRH 激发试验的结果符合真性性早熟的诊断,但是性腺并未出现明显的增大,或者没有快速的身高增长,没有骨龄的提前,那么这个时候,我们不一定要急于使用 GnRHa 治疗,这个时候需要分析孩子的情况,一方面看看试验是否有其他情况,另一方面可能孩子属于缓慢进展型真性性早熟,当孩子处于缓慢进展期的时候,可以暂缓 GnRHa 治疗,但需要密切的观察随访,一旦孩子进展为快速进展型真性性早熟,我们还是需要积极的控制治疗,以免影响孩子的性腺发育,导致身高受损。这些情况都需要规范的检查和有经验的医生来把控,另外也需要家长密切细心的配合和观察。

性早熟什么情况下需要 GnRHa 药物干预治疗

上面我们讲过了,当我们的孩子出现了真性性早熟,并且进入快速进展期的时候,我们需要使用 GnRHa 进行治疗。那么我们是如何判断的呢?从临床表现上来看,女童乳房增大的速度加快,以前可能 2～3 月有点肉眼可见的变化,而现在 1 个月就觉得变大了不少,以前内裤上很干净,近期开始出现阴道分泌物了,伴随有长个子比以前快了,这个时候我们需要警惕了。那么男童呢?比较不容易发现,很多 8～9 岁男孩自己洗澡,往往比较容易错过及早发现。当孩子睾丸快速增大,阴茎也伴随快速增大,有的甚至出现阴毛腋毛,伴随身高增长过快,比如 1 个月长 1 厘米,这些都需要警惕真性性早熟的可能。从实验室检查来看随机的性激素值开始不同程度的增高,B 超提示卵泡的增大,子宫卵巢出现增大,睾丸体积出现增大,骨龄的大小超过实际年龄的大小,当骨龄大于实际年龄 1 岁以上时,我们就要特别警惕了。一般国际确诊的更为准确的试验叫做 GnRH 激发

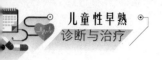
试验。一般需要住院一天,来查一个详细的性激素检查。当医生结合孩子的临床表现和实验室检查判定为真性性早熟时,并且不干预可能会影响孩子的性腺发育和身高明显受损时,可以结合家长和孩子的意愿,选择 GnRHa 进行规范的治疗。定期随访。

如何进行 GnRHa 治疗

对于真性性早熟的治疗药物,绝大多数家长都是比较陌生的,通常大家会把这种治疗方式称之为"打针"。但是究竟打什么针,用什么药物打针,大家还是知之甚少的,而且一提到打针家长和孩子都会有种莫名的恐惧。当然对于治疗,医生的建议还是应该根据病情选择适合孩子病情的治疗方案。具体情况我们可以和主诊医生进行沟通,如果说孩子确实需要 GnRHa 治疗,我们也不要过多的焦虑,就目前大量的研究和数据来看,只要规范的诊断和治疗,GnRHa 药物治疗都是比较安全和有效的。

GnRHa 是促性腺激素释放激素的类似物,临床上有两种最常用的药物,一种是曲普瑞林,一种是亮丙瑞林。均可以有效抑制快速的性腺发育,使性激素降至青春期前水平,抑制性腺的快速增长,从而有效的抑制骨龄的快速增长,最终改善终身高。曲普瑞林是肌注治疗,而亮丙瑞林是皮下注射的方式。治疗周期都是 28 天一次,疗程大多数为 1～2 年,不同孩子的具体年龄病情不同,需要医生视情况而定。并且在治疗的过程中,每 3 个月都需要复查性激素和 B 超评估治疗效果,还需要监测身高的增长情况。每半年需要复查骨龄,观察骨龄的抑制情况。

另外治疗的效果其实是一个综合的结果,除了对药物的定期调整以外,家长和孩子的配合也有着重要的影响。那么在漫长的治疗过程中,需要家长和孩子的长期配合,包括定期复查和生活习惯的改善,比如:适当的体育锻炼、注意饮食、养成良好的作息习惯等等。

GnRHa 治疗不良反应是什么,治疗疗程多久

GnRHa 治疗不良反应:GnRHa 治疗过程中孩子偶尔出现皮疹、潮红、头痛,但通常短暂轻微,不影响治疗。10％～15％的孩子可出现局部反应,过敏反应非常罕见。部分孩子首次应用 GnRHa 治疗 3～7 天后可出现少量阴道出血,与 GnRHa 的"点火效应"导致短暂雌激素水平增高、滤泡生长、囊泡形成有关,长期治疗安全性良好。

(1) 体质量指数(BMI):女孩早发育或性早熟与超重、肥胖相关。部分中枢性性早熟女孩在诊断及治疗之初,BMI 即高于正常平均值,长期 GnRHa 治疗不会加重肥胖趋势,BMI 的百分位数无明显变化。与正常女孩相比,明显超重的中枢性性早熟女孩,发生 2 型糖尿病和心血管疾病的风险增加,但并非 GnRHa 治疗所致。早发育特别是 12 岁前出现初潮增加了成人期肥胖、2 型糖尿病、心血管疾病及某些癌症的发生风险。

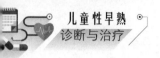

（2）骨密度：中枢性性早熟孩子在 GnRHa 治疗期间，由于卵巢功能受抑制导致骨矿物质的获得受限，但骨密度值没有变化或轻微降低，且治疗停止后，骨矿物质含量很快恢复，因此在治疗时，可予以补充钙剂。

（3）生殖系统功能：GnRHa 治疗不影响卵巢功能及生殖功能，停药后性腺功能迅速恢复，促性腺激素以及雌激素水平升高，子宫、卵巢恢复发育。停药后 2～61 个月（平均 12～16 个月）可出现月经初潮，且 60%～90% 的患者出现规律的月经周期，与正常女孩无显著差异，未见有不孕的报道。GnRHa 治疗的中枢性性早熟患儿成年后生育情况与正常人相似，自然受孕情况与正常相近。而未经治疗的中枢性性早熟患儿成年期更易发生生育问题，需要促排卵或应用辅助生殖技术的比例明显高于正常对照组以及经 GnRHa 治疗的中枢性性早熟患儿。

（4）多囊卵巢综合征：婴儿期体重快速增加与初潮年龄早及卵巢高雄激素有关。而中枢性性早熟患儿的高雄激素状态与是否经过 GnRHa 治疗无关，未经治疗的中枢性性早熟患儿成年后更易出现高雄激素引起的症状，如痤疮、多毛，伴有不规则月经等。中枢性性早熟女孩在诊断时，其子宫、卵巢通常增大，在开始治疗 3 个月后，子宫、卵巢的容积可降至正常范围，停止治疗后，子宫卵巢的容积仍在正常范围，且未发现多囊卵巢的特征。在停止 GnRHa 治疗后随访平均 12 年，与健康女性相比，中枢性性早熟治疗后女孩多囊卵巢综合征的发生率未见增加。在一般人群中，多囊卵巢综合征的发生率为 5%～10%，而中枢性性早熟女孩中多囊卵巢综合征的发生率为 0～12%。肾上腺功能早现和儿童期胰岛素抵抗是多囊卵巢综合征潜在的风险因子,当这些风险因子与中枢性性早熟同时存在时,是否最终会增加多囊卵巢综合征的风险并不确定,也有人认为性早熟是部分多囊卵巢综合征患儿的首发表现。

(5) 脂代谢:中枢性性早熟女孩诊断时即存在空腹胰岛素、甘油三酯、低密度脂蛋白及胆固醇水平升高,而胰岛素敏感性、高密度脂蛋白/总胆固醇水平下降。而且性发育开始的年龄越早,上述脂代谢的异常越明显,上述改变可能与肥胖本身相关。

(6) 社会心理影响:流行病学研究表明早发育更易引起功能性表现(如胃痛、头痛、关节痛等)、抑郁症状、性接触等心理行为问题。女孩易出现酗酒、超重、性行为等。男孩则更易出现吸毒等冒险或犯罪行为。经 GnRHa 治疗后青春期男童睾丸功能正常,发育完全,睾丸容量、促性腺激素、睾酮水平正常。中枢性性早熟孩子在治疗前,生理和心理压力评分较高,有抑郁倾向,但在接受 GnRHa 治疗 1 年后,压力评分均降低。

GnRHa 治疗疗程:前国内外普遍应用促性腺激素释放激素类似物治疗中枢性性早熟。其药效是天然 GnRH 的 15～200 倍。国内以 3.75 毫克的曲普瑞林(达菲林)和亮丙瑞林制剂(贝依或抑那通)最为常用。GnRHa 的作用机制是与垂体前叶促性腺细胞的 GnRH 受体结合,开始可短暂促进 LH、FSH 一过性释放增多(点火效应),继而使垂体靶细胞相应受体发生下降调节,抑制垂体性腺轴,使性腺激素分泌减少,从而控制性发育进程,延迟骨骼成熟。关于 GnRHa 的用药剂量及用药方案,国内推荐缓释剂首剂 3.75 毫克,每 4 周注射 1 次,可根据性腺轴功能

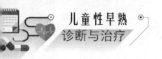
抑制情况进行适当调整。不同药物制剂选择剂量有所不同,应用 GnRHa 治疗中枢性性早熟孩子强调个体化原则。应采用国家食品药品监督管理总局批准的中枢性性早熟适应证药物,并根据药物的种类、剂型和注射方式等采用个体化治疗方案。可按照当地药物供应情况和医生的用药经验选用制剂。GnRHa 每4周注射1次可充分抑制大部分中枢性性早熟孩子的性腺功能。个别控制不良的孩子可能需要缩短用药间期或超过标准剂量,但宜谨慎,并注意进一步评估诊断及病情。在开始 GnRHa 治疗前,应酌情考虑孩子及家长的治疗意愿和期望,制定个体化的治疗方案,最终使孩子的生长发育程度与健康同龄人保持一致。中国一项针对女童中枢性性早熟的研究显示,GnRHa 治疗组的终身高增加说明 GnRHa 治疗对孩子的最终成年身高显著有益,孩子成年身高的改善通常与治疗时间的长短有关,一般需要持续治疗 2 年以上,目前尚无单一的临床变量可以确定 GnRHa 的最佳停药时机,应综合考虑孩子与同龄人同期发育的需求、近期生长速度及成年身高预测值等。值得注意的是,当女童骨龄超过 12.5 岁或男童骨龄超过 14 岁时,即使继续接受 GnRHa 治疗,成年身高的获益也较少。

病例1,小罗同学,女孩,8 岁 5 个月。

因"发现双侧乳房发育 1 年"入院内分泌科。

查体:身高 139 厘米,体重 33 千克,身材匀称,无特殊容貌。双乳发育程度为 Ⅱ 期(未发育孩子为 Ⅰ 期),软,乳晕无色素沉着,有阴毛,无腋毛。

检查:GnRH 激发试验,基础雌二醇 112 pmol/L(升高,未发育通常<55 pmol/L),基础黄体生成素 LH 0.65 IU/L(升高,未发育通常<0.2 IU/L),LH 峰值=10 IU/L(升高,未发育通常<5 IU/L),LH 峰值/FSH 峰值>0.6。子宫增大:18 mm×35 mm×13 mm;右侧卵巢增大:17 mm×33 mm×16 mm 左侧卵巢增大:16 mm×33 mm×16 mm,乳腺彩超:双侧乳头下方见低回声区(提示乳房发育),右侧上下径约 46 mm,厚度约 11 mm,左侧上下径约 45 mm,厚度约 13 mm。骨龄提前,为 11 岁,垂体 MRI:垂体饱满,符合青春期改变。

病例分析:小罗在 8 岁以内就出现乳房发育了,性早熟是很明确的,超声显示子宫卵巢增大,基础性激素升高,GnRH 激发试验显示性腺轴启动,是中枢性性早熟,并且骨龄提前明显,因此排除垂体病变后需要 GnRHa 治疗。

治疗和后续随访:①治疗疗程至少到 10 周岁,每次 3.75 毫克曲普瑞林,每 4 周注射 1 次。同时医生叮嘱打针期间需要口服钙。②由于是第 1 次打针,打完针后医生让小罗在医院观察了 30 分钟,没有什么皮疹或不适后就可以回家了,之所以观察是为了避免 GnRHa 治疗不良反应中的过敏、皮疹。③由于打针时子宫卵巢已发育明显,第 1 次注射后,小罗同学在打针后 3~7 天出现少量阴道出血,家长非常紧张,医生告知这属于正常现象,后续第 2 针以后一般不会再出现。④在治疗一年时,小罗身高生长了 7 厘米,骨龄和实际年龄进展一致,乳房发育没有进展,子宫卵巢大小回缩,性激素下降,因此治疗有效。⑤在 10 周岁时,小罗的骨龄达到了 12 岁 3 月,身高也达到了 150 厘米,最后顺利停药,医生嘱咐小罗父母停药 3 个月后复查性激素水平和子宫卵巢

超声,目的是观察性腺轴恢复情况。

GnRHa 治疗过程中如何判断身高生长减速

治疗过程中若出现生长速率显著下降(≤2SD 标准差)提示身高增长减速,一般是每年身高增长速率小于 5 厘米。另外,骨龄进展迅速,阴毛出现或进展通常代表肾上腺功能初现,并不一定意味治疗失败。在 GnRHa 治疗过程中,治疗半年后特别是治疗 1 年后孩子出现生长速率下降,部分孩子甚至出现明显生长减速。生长减速可能是 GnRHa 干扰和抑制了相关的生长调控层面,包括生长激素—胰岛素样生长因子轴的改变;过早暴露于雌激素而致生长板局部的改变;GnRHa 对生长因子受体通路的影响等。对预测成人身高严重受损者可考虑应用基因重组人生长激素(rhGH)治疗,比如预测孩子最终身高女孩不足 150 厘米,男孩不足 160 厘米。

GnRHa 治疗过程中如何随访

治疗监测:GnRHa 治疗过程中,应每 3 个月监测性发育情况、生长速率、性激素水平、子宫卵巢超声等;每半年监测 1 次骨龄。治疗过程中可监测任意或激发后的促性腺激素和性激素水平,以评估性腺轴抑制情况。诊断明确而暂不需特殊治疗的中枢性性早熟孩子仍应定期监测生长速率、骨龄等变化并进行评估,必要时可考虑 GnRHa 治疗。治疗有效的指标:生长速率正常或下降;乳腺组织回缩或未继续增大;男孩睾丸容积减小或未继续增大;骨龄进展延缓;性腺轴处于受抑制状。

部分性早熟儿童为何要联用生长激素治疗

中枢性性早熟是指由于下丘脑—垂体—性腺轴功能提前启动而导致女孩 8 岁前,男孩 9 岁前出现内外生殖器官快速发育及第二性征呈现的一种常见儿科内分泌疾病。其对机体的影响主要表现为:由于性发育过早,引起女孩早初潮;由于骨骼成熟较快,骨龄超过实际年龄而骨骺提前愈合,影响孩子的终身高,甚至导致女孩不足 150 厘米,男孩不足 160 厘米。孩子青春期开始时,若预测身高<-2.0 标准差,通常预测女孩不足 150 厘米,男孩不足 160 厘米时,可考虑 GnRHa 和 rhGH(重组人生长激素)联合应用。

病例 1,小王同学,女孩,8 岁 11 个月。父亲 170 厘米,母亲160 厘米。

因"发现双侧乳房发育 1 年半"入院内分泌科。

查体:身高 129 厘米(身高曲线在第 10 百分位—第 25 百分位),体重 30 千克,身材偏矮,无特殊容貌。双乳发育程度为 Ⅱ 期(未发育孩子为 Ⅰ 期),软,乳晕无色素沉着,无阴毛,无腋毛。

检查:GnRH 激发试验,基础雌二醇 90 pmol/L(升高,未发

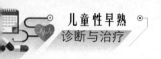

育通常＜55 pmol/L)，基础黄体生成素 LH 2.1 IU/L(升高，未发育通常＜0.2 IU/L)，LH 峰值＝25 IU/L(升高，未发育通常＜5 IU/L)，LH 峰值/FSH 峰值＞0.6。子宫增大：18 mm×32 mm×12 mm；右侧卵巢增大：17 mm×30 mm×16 mm 左侧卵巢增大：16 mm×30 mm×16 mm，乳腺彩超：双侧乳头下方见低回声区(提示乳房发育)，右侧上下径约 30 mm，厚度约 11 mm，左侧上下径约 30 mm，厚度约 11 mm。骨龄提前，为 11 岁，垂体 MRI：垂体未见明显异常。

病例分析：小王在 8 岁以内就出现乳房发育了，性早熟是很明确的，超声显示子宫卵巢增大，基础性激素升高，GnRH 激发试验显示性腺轴启动，是中枢性性早熟，并且骨龄提前明显，因此排除垂体病变后需要 GnRHa 治疗。但是与前面提到的小罗同学不同，她身高偏矮(身高曲线在第 10 百分位～第 25 百分位)，但达不到生长发育迟缓或矮小症(身高曲线在第 3 百分位数以下时诊断)的程度，此外，她的骨龄也很大(11 岁)。小王如果仅仅 GnRHa 治疗，按目前的情况，预测终身高肯定达不到 150 厘米，更远达不到父母的遗传身高，因此她需要 GnRHa 和生长激素联合应用。

治疗和后续随访：①每次 3.75 毫克曲普瑞林，每 4 周注射 1 次。②完善生长激素治疗前的检查排除禁忌后，加用生长激素治疗，每天 1 次，每次 4.5 IU 皮下，每 3 个月检测血和超声情况，每半年检查骨龄。③在治疗 1 年 7 月后，小罗已经到了 10 岁半，治疗期间身高生长了 16 厘米，骨龄到了 12 岁，因到了可以发育的年龄且骨龄已到可以停药的程度，医生停用了 GnRHa。④继续予以生长激素治疗半年,在 11 周岁时,小罗的骨龄达到了 12 岁 5 个月,身高也达到了 150 厘米,监测体内胰岛素样生长因子-1 显示明显升高,在生长激素减量后仍然大于 2 个标准差,医生告诉小王家长,胰岛素样生长因子-1 明显升高需要停药治疗,就目前身高来说,已经达到了预期的治疗效果。目前骨龄没有闭合,停药后还会继续生长,医生嘱咐小罗父母停药半年后门诊随访身高生长情况并复查骨龄以预测终身高。

生长激素治疗有什么不良反应

有不少因身高不理想的孩子前来就诊,在未查出病因的情况下,一部分家长以为只要给孩子用生长激素就可以长高,将全部希望寄托于生长激素上,另一部分家长则是"谈激素色变",坐等孩子 18 岁"蹿高",到底什么样的孩子可以考虑使用生长激素呢? 生长激素有哪些禁忌证和不良反应呢?

rhGH 治疗总体不良反应的发生率低于 3%,目前报道 rhGH 治疗的相关不良反应有良性颅高压、糖代谢的影响、甲状腺功能低下、股骨头滑脱、脊柱侧弯、诱发肿瘤的可能性、色素痣、手脚变大等。注射局部红肿及皮疹并不常见,中耳炎、胰腺炎、男性乳腺发育等亦有少数报道。具体如下:

(1) 良性颅高压:良性颅高压通常发生在治疗的最初几个月,60% 发生在开始治疗 6 个月左右,也有 22% 发生在治疗 2 年后。在器质性生长激素缺乏症、特纳综合征、慢性肾功能不全患

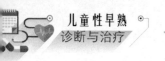
儿中发生率较高。主要表现为:头痛、视力变差、恶心或呕吐等。良性颅高压通常是可逆性的,停药或减少剂量后,症状会消失。症状重的必要时可采取降颅压措施,如给予小剂量的脱水剂或利尿剂等。

(2) 甲状腺功能低下:rhGH 治疗初数月内甚至治疗 1 年后,部分孩子可出现甲状腺功能低下。治疗前需全面评价甲状腺功能,排除中枢性甲低,甲状腺炎。若合并甲状腺功能低下,rhGH 治疗前,需调整甲状腺功能至正常,再开始 rhGH 治疗。在治疗过程中注意监测,每 3 个月复查甲状腺功能,若出现游离三碘甲状腺原氨酸(FT3)、游离甲状腺素(FT4)水平低于正常,考虑左旋甲状腺素治疗,并根据血清 FT3、FT4、促甲状腺激素水平进行剂量调整。

(3) 糖代谢异常:rhGH 治疗并不增加 1 型糖尿病的患病率,但 rhGH 长期治疗可降低胰岛素敏感性,增加胰岛素抵抗。部分患者出现空腹血糖受损、糖耐量受损,但多为暂时可逆的,极少发展为糖尿病。绝大多数孩子在 rhGH 治疗中血糖维持在正常范围。遗传因素、糖尿病、高血脂等代谢性疾病家族史,是糖代谢异常的高危因素。特别是特纳综合征、小胖威利综合征、小于胎龄儿为发生 2 型糖尿病的高危人群,此类孩子接受 rhGH 治疗后发生 2 型糖尿病的风险远高于正常人群,应根据病情权衡利弊,在充分知情同意的前提下决定是否进行 rhGH 治疗,并在治疗过程中密切监测孩子糖代谢相关指标。所有孩子在 rhGH 治疗前均应筛查空腹血糖、胰岛素;对筛查异常者进行口服糖耐量试验,排除糖耐量异常和糖尿病;治疗起始阶段每 3 个月监测糖代谢指标(空腹血糖及胰岛素,必要时餐后 2 小时血糖及胰岛素、糖化血红蛋白等)。

(4) rhGH 治疗和肿瘤(新发肿瘤、肿瘤复发、继发肿瘤):胰岛素样生长因子-1 为有丝分裂促进剂,除对正常组织有增殖效应外,还参与多种肿瘤的发生、发展过程,并影响肿瘤的生物学行为。流行病学研究发现,血清胰岛素样生长因子-1 水平升高与乳腺癌、前列腺癌等相关,因此引起人们对 rhGH 与肿瘤相关性的担忧。目前来源于国外几大数据库(NCGS、KIGS、OZGROW)的治疗资料显示 rhGH 治疗不会增加无肿瘤患者新发恶性肿瘤(如白血病、中枢神经系统肿瘤或颅外恶性肿瘤等)的发生风险。对肿瘤已治愈者,rhGH 治疗不会增加肿瘤的再发风险。rhGH 治疗也不影响脑肿瘤、颅咽管瘤、白血病的复发。首次肿瘤为白血病和中枢神经系统肿瘤者,rhGH 治疗发生继发肿瘤的风险增加。但随着随访时间的延长,因使用 rhGH 使继发肿瘤发生风险增加的程度越来越小,对此尚有必要进行继续监测。绝大多数肿瘤复发在最初 2 年内,所以不提倡颅部肿瘤在放疗后 2 年内进行 rhGH 治疗,且在给予 rhGH 治疗前以及治疗过程中应仔细监测肿瘤进展或复发迹象。为规避肿瘤的发生风险,在 rhGH 治疗前,所有孩子均应完善各项检查。对患肿瘤并正接受治疗的孩子,禁用 rhGH 治疗。有肿瘤既往史的儿童,综合考虑肿瘤恶性程度、进展状态,慎用 rhGH 治疗。无肿瘤既往史儿童,应告知医生是否有肿瘤家族史,尤其是有遗传倾向的肿瘤家族史如消化道肿瘤(结肠癌)。如必要可实验室检查肿瘤相关指标(如 CEA、CA125、AFP、HCG 等)。治疗前常规检查垂

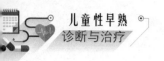
体 MRI,首诊后未即刻用药的患儿,或停药后再次用药的患儿,如果间隔 1 年及以上,需复查垂体 MRI。在治疗过程中严密随访,每 3~6 个月复查时,应注意视野、视力的改变,颅内压升高症状等。

(5) 骨骼改变:股骨头滑脱、脊柱侧弯、手脚变大等。骨骼改变是由于生长过快所致,而非 rhGH 的直接不良反应。股骨头滑脱多在生长速度过快、肥胖、性腺功能低下、甲低、甲旁亢等患者中发生。来源于数据库的资料显示,在器质性生长激素缺乏症、特纳综合征应用 rhGH 治疗的患者中,股骨头滑脱发生率高于其他治疗患者。因此,治疗前对可疑孩子应进行骨盆 X 射线检查;治疗期间不鼓励孩子进行剧烈运动,并严密随访孩子有无出现跛行、髋关节或膝关节疼痛等。特发性脊柱侧凸的发病机制不明,在特纳综合征以及小胖威利综合征患者中患病率高于一般人群。因此对此类孩子在治疗前及治疗过程中宜常规监测有无脊柱侧凸发生,必要时需要整形外科就诊。手脚变大多见于特纳综合征、治疗剂量较大、治疗开始时间偏晚,已至青春发育期后期的儿童,未经治疗的特纳综合征孩子躯干、手、脚相对较大,肩及骨盆较宽。rhGH 治疗过程中,随着身高的增长,手脚相应变大,可能是特纳综合征孩子自然病程的表现,也可能与应用大剂量的 rhGH 有关。

(6) 色素痣:有研究报道应用 rhGH 治疗导致色素痣增加,但随后更多的研究认为 rhGH 治疗不会导致色素痣的增加,不会引起皮肤癌的发病风险增高。此外,特纳综合征患者的色素痣与 rhGH 治疗疗程无关。

（7）病死率：欧洲国家的相关研究显示，76％的死亡是意外死亡或自杀，未见因肿瘤或心血管疾病死亡的病例，rhGH 治疗并不增加病死率。目前的研究不能证实儿童期 rhGH 治疗与成年后病死率增加有因果关系。但在治疗时应注意不要超剂量应用 rhGH 治疗，长期治疗的孩子还应注意监测血常规、凝血功能、心血管疾病等相关指标。小胖威利综合征患儿应用 rhGH 治疗有出现死亡的报道，多见于极度肥胖的患儿，死亡原因为呼吸系统问题以及意外等。但因缺乏小胖威利综合征的自然病死率报道，目前资料尚未证实与 rhGH 治疗有关。对于重度肥胖、不能控制的体重增加、胃食管反流，呼吸道保护作用差、存在呼吸系统问题，特别是上气道梗阻的小胖威利综合征孩子，应慎用 rhGH 治疗。

（8）其他：文献报道的其他不良反应，如肾上腺皮质功能不全、胰腺炎、男性乳腺发育等虽较少发生，但亦应引起警惕。

不良反应监测：生长激素在儿科临床中的应用日益广泛，有关其应用指征、剂量、疗效及安全性的研究也在逐渐深入。因为需要长期用药，所以药物的安全性是我们最关心的问题。在注重监测治疗效果的同时，整个治疗过程中还应特别强调安全性的监测。每次随访，均应注意检查是否有不良反应发生。rhGH 治疗过程中监测频率生长发育指标如身高、体重、性发育情况和生长速率，每 3 个月监测实验室指标如甲状腺功能、血清胰岛素样生长因子-1、空腹血糖、胰岛素、肝肾功能、糖化血红蛋白等，每 6 个月复查骨龄。若治疗过程中生长速率降低，应及时复查，每 3 个月若出现空腹血糖受损，及时行糖耐量试验。生长激素缺

乏症首诊后未即刻用药或停药后再次用药的孩子,若间隔1年以上,需复查垂体MRI。生长激素缺乏症为改善身高,生长激素缺乏症孩子的rhGH疗程宜长,可持续至身高满意或骨骺融合。过渡期:30%~50%的生长激素缺乏症孩子成人后生长激素缺乏状态仍持续存在,发展为成人生长激素缺乏症。有rhGH治疗史的患儿一般需停用rhGH 1~3个月再进行GH分泌功能评价,但儿童期有多垂体功能低下、GH合成遗传缺陷、严重器质性生长激素缺乏症可不必再进行GH功能评价,即可诊断。

　　rhGH不是万能的,也不能随意使用。孩子在使用rhGH治疗前,应该由具有小儿生长发育性疾病诊疗经验的医生,综合考虑孩子的年龄、性别、骨龄、青春期发育情况、营养、遗传情况等,评估和选择科学的治疗方式。治疗期间还应配合均衡饮食、充足睡眠和适量运动,以达到理想的身高。总之,生长激素的临床应用有严格指征和禁忌证,定期复查,配合营养、运动等,可充分提高治疗效果,减少药物不良反应的发生。身高和生长速度是临床判断身材矮小患儿治疗效果的重要指标,儿童患儿应每3个月监测1次身高、体质量和生长速度,每年需进行骨龄评估。根据生长速度、体质量变化和胰岛素样生长因子-1水平进行剂量调整,同时需考虑性别和青春发育的因素。

GnRHa治疗中枢性性早熟停药指征

　　GnRHa停药时机取决于治疗目的:以改善成年身高为目的

者治疗一般宜持续 2 年以上,至少治疗 1 年,女孩治疗至 10 周岁及以后,男孩治疗至 11 周岁及以后,骨龄 12～13 岁(女孩 12 岁,男孩 13 岁)可停药,停用可酌情考虑孩子及其父母的愿望,需进行谨慎评估。但缺乏相应固定的停药指标,如骨龄、年龄、生长速率、治疗疗程、身高、遗传靶身高等。骨龄并非合适的单一停药指标,骨龄 12 岁可出现在不同年龄的中枢性性早熟孩子中,以骨龄评价治疗后身高的获益也并不可靠。GnRHa 的治疗方案宜个体化,停药应考虑到身高的满意度、依从性、生活质量以及性发育与同龄人同期发育的需求。

外源性激素摄入导致的假性性早熟有什么特点

不恰当地应用或接触外源性性激素药物或含有性激素的制剂,也是引起儿童假性性早熟的一个原因。例如,使用避孕药的哺乳期女性,会经过乳汁使婴儿摄取性激素而引起性早熟表现。临床上还经常见到由于家长未把避孕药保存好,让孩子当糖丸吃了,这种误服避孕药丸而导致早熟的现象屡见不鲜,临床表现为:无论男孩、女孩的乳房均可增大,乳晕、乳头变为深黑褐色,男孩的阴囊、女孩的外阴有明显的色素沉着。严重时,女孩的大阴唇外翻,还常伴有阴道出血现象。母亲在用含雌激素的化妆品(如丰乳霜)时应特别注意,由于性激素能经过黏膜、胃肠道及皮肤吸收,在对孩子进行亲吻、亲抚等密切接触中,也有导致假性性早熟的可能。分析起来,除了人民物质生活水平的提高,家

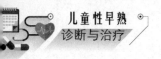
庭享用营养品、保健品的消费不断增加。儿童服用滋补品、营养品更是常见。家长们可能不会想到,这会使一些孩子发生性早熟。通过药物检测和动物试验发现,一些滋补品中存在类似雌激素的物质。长期服用不仅可使乳房早发育,甚至还会产生促使性腺发育的作用。这种孩子常常是在服用营养品2～3个月时发生乳房增大,可呈进行性或波动性,但如能及时发现停止服用,一般可于半年左右恢复。

日常生活中如何预防性早熟的发生？

（1）合理饮食，避免摄入过量环境激素

① 人工养殖的动物类食品：现在市场上所出售的一些动物类肉制品，很多是使用了含有催熟剂的饲料喂养的，如肉鸡、鹌鹑、养殖的鱼虾、黄鳝、甲鱼等。激素会残留在特定的部位，例如禽肉中的激素残留主要集中在家禽头颈部分的腺体中，因此，少年儿童要少吃鸡脖和鸭脖，还有一些动物的内脏也要避免食用。在购买时不妨选择相对安全的绿色食品或有机食品。建议可以吃些海鱼海虾、适量的牛肉、纯牛奶、酸奶等。平时荤菜品种要多样化，避免长期只吃一种荤菜。

② 反季节蔬菜和水果：冬季的草莓、西瓜、番茄等，过于鲜艳的水果，常常是催熟剂诱发而成，也应注意避免。比较典型的是乙烯利、催红素等，所以这些水果蔬菜中会残留激素。因此在购买水果的时候，家长一定要注意时令，买应季的蔬菜水果，那些没有到成熟期却颜色鲜艳、个大的水果，既不好吃，营养价值也低。新鲜荔枝等食物，由于自身含有一定的类似性激素物质，过量食用也有可能造成性早熟。

③ 补品：冬虫夏草、人参、桂圆干、荔枝干、黄芪、沙参、蚕蛹、鸡胚、胎盘、蜂王浆、雪蛤、牛初乳、蛋白质粉、花粉制剂等营养滋补品常常含有较高的性激素类似物，是诱发性早熟的常见原因。

④ 饮料：饮料多含有添加剂，在国内添加剂标准还没严格界定之前，建议少喝，长期摄入过多既可能引发"性早熟"，也会导

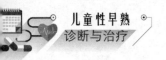

致孩子肠胃不适、肾脏负担加重、引发肥胖等。

⑤ 洋快餐、油炸类食品。特别是炸鸡、炸薯条和炸薯片,过高的热量会在儿童体内转变为多余的脂肪,引发内分泌紊乱,导致性早熟。而且,食用油经反复加热使用后,高温使其氧化变性,也是引发"性早熟"的原因之一。

(2) 大人应妥善存放避孕药物、丰乳美容产品

很多假性性早熟的孩子因为误服了避孕药和接触了含有雌激素的丰乳美容产品或成人化妆品而引起的。因此家里要妥善保管,避免孩子误服或接触,也要教育孩子不能随便乱服药。

(3) 父母要注意孩子的生长发育

很多性早熟孩子都是在洗澡时被发现有异常体征,如乳房有硬结,乳晕色素加深,出现短小的阴毛等。有的孩子往往不是与父母生活在一起,而是由祖父母、外祖父母或其他人带养。因此,父母更要关心孩子生长发育的情况,可以通过给孩子洗澡,发现孩子的性发育是否有异常,早发现早就诊,避免孩子成年矮身材。了解孩子的性早熟不过是生理性发育提前而已,不必惊慌。并且可以把这些知识和道理告诉孩子,解除孩子的思想顾虑,减轻思想负担,不必害羞,也不要有自卑感,还要注意月经期的生理卫生,懂得乳房、生殖器等部位的自我保护。

(4) 其他

还有一些可能诱发性早熟的原因,如:光照过度,特别是夜间长时间光照会影响大脑中的松果体的正常工作,可能导致促性腺激素的提前分泌,从而导致性早熟,所以不要给孩子开着小灯睡觉;过早接触不良传媒信息;环境污染等也是造成性早熟增

加的原因。

上面就是一些生活中预防孩子性早熟的措施的介绍,希望能给父母们提供一定的指导性作用。除此之外,生活中家长们一定要在饮食上足够细心,不要让孩子食用激素含量超标的食物,从细节做起预防孩子性早熟。一旦遇见假性性早熟情况,应首先请专科医生检查,查明引起孩子假性性早熟的原因。确诊后一般不需要特殊处理,停止接触一段时间后,症状会逐渐消退。对有阴道出血表现的女孩还应注意局部卫生,出血量多时可适当应用止血药物。

儿童性早熟相关典型案例分享

单纯性乳房早发育如何诊治

丫丫是个八月龄的足月女宝宝,她在妈妈怀里,睁着大眼睛,看到医生也不哭闹,一逗就笑,非常可爱。但年轻的妈妈满面愁容,爸爸在一旁拿着B超检查单着急询问道:"医生请你看看,外科医生说我家宝宝乳房发育,她这么小,怎么就发育了呢?"医生首先询问了病情:一周前丫丫八月龄去社区卫生服务中心体检发现左侧乳房有硬结,保健医生建议至儿童专科医院进一步检查。于是,丫丫爸爸先预约了儿童专科医院普外科,医生开了乳房B超检查,发现是左侧乳房发育,并非长了其他不好的东西。于是普外科医生将丫丫转至内分泌科诊治。内分泌科医生体检并完善相关检查后作出初步诊断"婴幼儿乳房早发育"。

芳芳是个6岁大的一年级新生,她健康活泼,聪明伶俐,平素身体素质好,不大生病,3岁以后就没上医院看过病。这天还没到放学时间,芳芳就被妈妈早早带到内分泌科诊室。一进诊室,妈妈急着跟医生说:"给新生体检的小学保健医生说我们家宝宝乳房发育了,建议上专科医院来进一步确诊"。医生详细问完病史,体检时发现芳芳这孩子体重超标,体型偏胖,两侧乳房各触及 1 厘米×1 厘米左右大小的硬结,在完善性激素、乳房及妇科 B 超、骨龄等检查后初步诊断"单纯乳房早发育"。

琪琪今年 8 周岁,是个三年级女生,此次因"发现乳房触痛近 1 月"来就诊。琪琪目前身高 135 厘米,体重 30 千克。妈妈说: "我们家宝宝一直长得比较快,坐班级最后一排,一月前她说乳房疼,我一摸里面有硬块,网上一查这种情况与发育有关,所以预约了今天的内分泌科门诊带她来检查一下"。内分泌科医生详细问完病史,两侧乳房各触及 2 厘米×2 厘米左右大小的硬结,在完善性激素、乳房及子宫卵巢 B 超、骨龄等检查后初步诊断"性早熟",需要进一步完善 GnRH 激发试验。

临床工作中经常会碰到以上这些乳房早发育的情况。近年来我国女童乳房早发育的发生率呈逐年上升趋势,已成为我国儿童常见的内分泌疾病之一。乳房早发育是女孩在发育过程中最常见的性早熟征象,发病率为 21/10 万,而 2 岁内的"性早熟"女童,单纯性乳房早发育更占多数。

性早熟是女童在 8 岁前呈现第二性征的发育异常性疾病。按下丘脑—垂体—性腺轴功能是否提前,分为:中枢性性早熟、外周性性早熟和部分性性早熟。

中枢性性早熟是由于儿童下丘脑—垂体—性腺轴(HPG轴)功能提前启动所致,其促性腺激素的分泌模式与青春期相同,其特征为:①第二性征发育 8 岁前出现第二性征发育,顺序与正常青春期发育顺序相似。最先出现的体征是乳房发育,出现结节或有疼痛,乳头乳晕变大着色。②生殖系统发育 随着乳房发育的进一步进展,外生殖器开始发育,表现为大阴唇丰

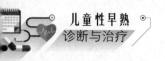

满、隆起,小阴唇渐变厚,阴道出现白色分泌物,阴毛、腋毛出现。卵巢容积增大伴有卵泡发育。子宫体积>2.5 ml,或卵巢容积>1.0 ml,可认为已进入青春发育状态,可见子宫内膜影则提示体内雌激素水平升高有生理意义。10 岁前有月经初潮。③生长速度与骨龄　与正常青春发育过程相似,会出现生长突增,同时体重增长加快,部分女孩出现体重超重或肥胖。快进展型病例,骨龄超前实际年龄 1 岁或 1 岁以上,骨骺提前闭合,如果发育时原身高较低,则可导致成年身高低于遗传靶身高。

外周性性早熟是指第二性征提前出现,但并不是受控于HPG 轴的真正青春发动,而与下丘脑促性腺激素释放激素无关的内、外源性性激素水平升高有关。其特征为:①第二性征提前出现发生年龄一般早于中枢性性早熟,与内源性或外源性性激素水平有关,见于如卵巢肿瘤、McCune-Albright 综合征等基础疾病,或大量、长期服用含性激素药品或食品等;②性征发育过程并不按正常发育程序进展,没有明显及规律的性发育顺序,如首发症状阴道出血等,并且多无卵巢容积增加及卵泡发育;③严重而长期的外周性性早熟未治疗者可诱发中枢性性早熟;④多数不伴有生长突增。

单纯乳房早发育属于部分性性早熟,于 1965 年首先被提出,指女童在 8 岁之前出现乳房发育,除乳房隆起外,乳头、乳晕均不发育,不伴有子宫和卵巢的变化,没有其他性征(如阴毛、腋毛)的出现,也没有骨龄的提前和身高的加速增长,是不完全性性早熟最常见的一种类型。临床上以女孩为主,2 岁前出现多见,少有超过 4 岁。该病为良性,具有自限性,但有部分病例会转化为中枢性性早熟,进而影响儿童的最终身高和身心发育。

单纯乳房早发育分为经典型单纯乳房早发育和非经典型乳房早发育。前者约占80%,发生于出生后不久的女婴,出生6个月左右就可以出现乳腺增大,2岁左右达到高峰;后者指4岁以后出现的乳房发育,大部分可以自行退化,少部分进行性发育直到中枢启动,发展为中枢性性早熟。

目前较普遍认为小青春期与经典型单纯乳房早发育的发生相关。出生后的新生儿血循环中有高浓度雌激素,随着雌激素被清除,下丘脑—垂体—性腺轴激活,其分泌的激素可达到青春期水平,这种变化被称为小青春期,女婴一般持续至2～3岁。小青春时期由于婴幼儿刚刚脱离母体,下丘脑—性腺轴抑制作用消除,促性腺激素的暂时性高分泌,引起乳房早发育,随着其峰值的降低,乳房发育逐渐消退。不良饮食习惯和接触过多的塑料用品均可能是女婴乳房早发育的诱因之一。

非经典型的发生可能是由于患儿下丘脑稳定的负反馈调节尚未建立,受到外界刺激时,卵巢分泌的雌激素增多,垂体卵泡刺激素的分泌无明显减少,造成一时性的血液中雌激素及卵泡刺激素增高所致。此外,摄入外源性的性激素(大量或长期服用含性激素的药物或食物,或使用含性激素的护肤用品)也可能在一段时间里引起单纯乳房早发育,日久后才导致内生殖性器官的异常发育。临床上较常见的是儿童误服避孕药,或长期服用含有蜂王浆、花粉、蚕蛹或动物初乳等的制剂引起。

由于多数性早熟患儿最先都以乳房发育为特点,所以单纯性乳房早发育、中枢性性早熟及外周性性早熟的诊断从临床角

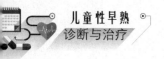

度难以鉴别。临床医生在询问病史时要注意有无接触外源性雌激素史,有无中枢神经系统疾病及甲状腺疾病等,必须依据查体、骨龄、身高测定、子宫卵巢 B 超、性激素水平、GnRH 激发试验等综合判定。对 2～4 岁发病,乳房反复增大或持续不退的患儿,临床上需要密切随访检查,应排除中枢性器质性病变引起的可能性,以下丘脑错构瘤多见,并且其瘤体小在年幼时不易发现。尤其当年龄超过 6 岁,骨龄超过 8 岁时,必要时复查 GnRH 激发试验以及时发现转化。一般单纯乳房早发育女童的骨龄在正常范围,生长速率正常,预测成年期身高正常,卵泡刺激素对 GnRH 的刺激有显著反应,黄体生成素峰值、雌激素处于发育前水平,超声波检查显示子宫、卵巢均属发育期前。而中枢性性早熟女童则相反,常常骨龄超过年龄 1 年或以上,线性生长加速,超声波检查卵巢容积增大,黄体生成素对 GnRH 的刺激有显著反应。

治疗上西医认为单纯性乳房早发育多呈自限病程,一般不需药物治疗,但其中有一部分将转变为中枢性性早熟,影响患儿成年终身高,因此对单纯性乳房早发育患儿的身高、体质量和骨龄等进行定期检查是必要的。进食方便食品多、看电视时间长、睡眠时间晚和体质量指数高的女童更易发生单纯乳房早发育。在日常生活中如果能减少和避免过多进食方便食品及动物性高蛋白食物(猪肉、牛羊肉)、控制体质量指数在正常范围,避免睡眠时间过晚,减少接触不良信息、减少观看电视及玩手机时间,将会减少女童单纯性乳房早发育的发生及预后改善,同时避免中枢性性早熟的发生。对母亲初潮年龄 13 岁以下的女童需严密观察随访。

中医学中认为,小儿单纯乳房早发育属于肾阴阳失衡造成的,以肾阴虚相火旺为本,以痰火、痰湿为标,故以乳房肿胀为主要表现。中医"肾"与人体的生长、发育及生殖机能的成熟有着密切的关系。大多患儿发病的原因是家庭条件优越,喜欢进食肥甘厚味,大鱼大肉,饮料补品,长期进食非当季节的蔬菜水果等造成形体肥胖,痰食堆积而发病。临床辨证单纯乳房早发育患儿大多具有怕热、口渴、面红、烦躁易怒、盗汗、便秘及舌质红绛等特点。通过口服滋阴泻火中药治疗女童单纯性乳房早发育,可以提高乳房早发育消退率,有利于降低中枢性性早熟转化率。

单纯性阴毛早现如何诊治

雯雯今年5岁,刚进入幼儿园中班,身高、体重在班级属于中等,平时活泼好动,不挑食,能很好地适应幼儿园的集体生活。这天妈妈特意请了一天假,带雯雯到内分泌科门诊就诊。医生首先询问来意,妈妈说:"上周我给宝宝洗澡的时候发现她下面长了两根长长的毛,孩子还小,有点不放心,今天过来请您检查一下"。医生在询问完病史,结合体检及实验室检查给出的初步诊断是"单纯性阴毛早现",需要定期至内分泌科门诊随访。

晴晴是个四年级的小女孩,比较文静、害羞,非常自律好学,让爸爸妈妈倍感骄傲的是,她学习从来不用别人操心,除完成老师布置的作业外,还选做各类课外习题。班上老师和同学都非

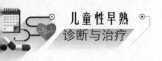

常喜欢她。然而,某天细心的妈妈发现女儿换衣服开始遮遮掩掩,不太愿意让她看到,仔细询问才得知,原来晴晴居然已经长出了阴毛。"天哪!孩子才9岁!"大惊失色的妈妈赶紧带着附近医院内分泌科就医。经过医生耐心询问病史,仔细体格检查,并完善一系列相关实验室检验和检查后门诊初步诊断"中枢性性早熟",需要进一步做GnRH激发试验。

平时内分泌科门诊时,我们时常会遇到因长阴毛、长腋毛来就诊的小患儿。正常情况下女孩在乳房发育后数月出现阴毛;男孩在阴茎、睾丸发育后数月才出现阴毛。早发育者阴毛可出现于任何年龄,女孩多于男孩。阴毛的发育是一种独特的过程,不依赖于下丘脑—垂体—性腺轴的分泌活动。阴毛发育的典型标志物是血脱氢表雄酮和尿-17酮类固醇。正常儿童最早可在6岁左右测出血中脱氢表雄酮的升高。8岁前外阴阴毛发育为阴毛早发育。

性发育是一个连续的过程,且具有一定规律。性发育的速度存在明显个体差异,一般性发育过程可持续3～4年。作为家长,要了解性发育的规律,重视观察孩子成长过程中的体格改变和性器官发育变化。

从出生到青春期主要分为:胚胎发育期(受精后前8周内);胎儿期(受精后第9周开始到出生);新生儿期(出生后至满28天);婴儿期(出生后到满1周岁);幼儿期(1周岁后到3周岁之前);学龄期(入学6～7岁到青春期开始:女12岁,男13岁);青春期(女孩从11～12岁至17～18岁,男孩从13～14岁至18～20岁)

宝宝从出生至成年,有两次身高增长高峰:婴幼儿期和青春期。0~3岁是孩子生长最快的时期:宝宝出生第1年,身长可增加25~27厘米,第2年10~12厘米,第3年平均增长8厘米左右。过了3岁,身高进入每年5~6厘米的缓慢增长期。青春期是身高的第二次突增期:女孩10~12岁开始,男孩12~14岁开始,这时期身高会又一次快速增长。一般身高能达到7~8厘米/年,发育更快的能达到10~12厘米/年,可持续1~3年。

女孩的青春发动要比男孩早2年。一般来说,女孩10周岁左右开始乳房发育,继之大小阴唇发育、色素沉着、阴道分泌物增多,接着出现阴毛、腋毛。月经初潮表明进入青春期后期,平均发生在12.5~13岁。

女性中枢性性早熟特征:①第二性征发育:8岁前出现第二性征发育,顺序与正常青春期发育顺序相似。最先出现的体征是乳房发育,出现结节或有疼痛,乳头乳晕变大着色。②生殖系统发育:随着乳房发育的进一步进展,外生殖器开始发育,表现为大阴唇丰满、隆起,小阴唇渐变厚,阴道出现白色分泌物,阴毛、腋毛出现。卵巢容积增大伴有卵泡发育。子宫体积>2.5毫升,或卵巢容积>1.0毫升,可认为已进入青春发育状态,可见子宫内膜影则提示体内雌激素水平升高有生理意义。10岁前有月经初潮。③生长速度与骨龄:与正常青春发育过程相似,会出现身高突增,同时体重增长加快,部分女孩出现体重超重或肥胖。快进展型病例,骨龄超前实际年龄1岁或1岁以上,骨骺提前闭合,如果发育时原身高较低,则可导致成年身高低于遗传靶身高。

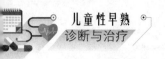
女性外周性性早熟特征:①第二性征提前出现发生年龄一般早于中枢性性早熟,与内源性或外源性性激素水平有关,见于如卵巢肿瘤、McCune-Albright 综合征等基础疾病,或大量、长期服用含性激素药品或食品等;②性征发育过程并不按正常发育程序进展,没有明显及规律的性发育顺序,如首发症状阴道出血等,并且多无卵巢容积增加及卵泡发育;③严重而长期的外周性性早熟未治疗者可诱发中枢性性早熟;④多数不伴有身高突增。

男孩性发育一般 11 周岁左右开始,首先表现为睾丸容积增大,继而阴茎增长增粗,阴毛、腋毛生长及声音低沉、胡须,出现遗精。睾丸容积≥4 ml,提示男性青春期发育。

男性中枢性性早熟特征包括:9 岁前出现睾丸容积≥4 ml,进一步阴茎增大,阴毛出现,遗精出现标志着性发育发展到后期;同时伴有身高线性生长加速,年生长速率高于正常儿童;骨龄超前,超过实际年龄 1 岁或 1 岁以上;血清促性腺激素及性激素达青春期水平。

男性外周性性早熟病因复杂,多数是由于基因变异所致的遗传性疾病及生殖器肿瘤,如先天性肾上腺皮质增生症、家族性高睾酮血症、睾丸肿瘤、肾上腺肿瘤等,主要特征为性发育过程不按正常青春发育进程出现,可有睾丸增大,阴茎增大、增粗,阴囊色素沉着,早期身高增长加速,骨龄提前显著。血液化验以睾酮水平升高为主,促性腺激素不高。长期未经诊断治疗者可转变为中枢性性早熟。

单纯性阴毛早现是部分性性早熟的表现之一,是不完全性性早熟常见的一种类型。部分性性早熟的原因尚不明确,估计与环境、自身、饮食及光照等都有一定关系。此型性早熟仅有部分性征提前出现，一般不伴有身高加速增长和骨龄提前，促黄体激素释放激素激发试验呈青春前期表现。

单纯性阴毛早现多见于女孩，自5～6岁即有阴毛、腋毛的出现，可伴有生长加速，但无其他性征发育。主要是由于患儿的肾上腺皮质过早地分泌脱氢表雄酮，或与阴毛、腋毛毛囊上的受体对脱氢表雄酮过早敏感有关。与青春期前的正常儿童相比，患儿血中脱氢表雄酮的基础值及促肾上腺皮质激素（ACTH）刺激后分泌值明显增高。一般来说，患儿除了阴毛早发育外，青春期其他方面的发育都较正常，也不会影响成人身高。部分患儿可有生长的轻度加速和骨龄的轻度提前，同时伴有痤疮。

单纯阴毛早现的高危因素有宫内发育迟缓及家族性多囊卵巢综合征病史。在体格检查中尤其要注意生长加速的情况，因为这是青春期提前的一个显著指标。明显的多毛症和痤疮常常提示有系统性雄激素增多症，如不典型的先天性肾上腺皮质增多症及分泌雄激素的肿瘤。不典型的先天性肾上腺皮质增多症可以表现为阴毛早现。约70%的患儿有骨龄的提前及骨骼的快速生长及骨骺的早闭合，这是鉴别不典型的先天性肾上腺皮质增多症与单纯阴毛早现的指标之一。

单纯阴毛早现多属良性自限性表现，一般是不需要治疗的，但需要在内分泌专科门诊完善必要的相关检查及定期随访。主要涉及的检查有：B超检查：选择盆腔B超检查女孩卵巢、子宫的发育情况；男孩注意睾丸、肾上腺皮质等部位，若盆腔B超显示卵巢内可见多个≥4 mm的卵泡；则为性早熟，若发现单个直径＞

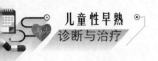

9 mm 的卵泡,则多为囊肿。CT 或 MRI 检查:怀疑颅内肿瘤或肾上腺疾病所致者,应进行头颅或腹部 CT 或 MRI 检查;其他检查:根据患儿的临床表现可进一步选择其他检查:如怀疑甲状腺功能低下,患儿可测定 T3、T4、TSH,性腺肿瘤患儿血睾酮和雌二醇浓度增高,先天性肾上腺皮质增生症患儿血 17-羟孕酮和尿 17-酮类固醇明显增高。

作为父母,应时时关心孩子的性生理和心理发育,既不要草木皆兵,也不要掉以轻心。当发现孩子在不适当的年龄出现性发育"信号"——乳房发育、阴毛生长、腋毛生长、阴茎增粗等,需及时到医院检查。家长除掌握必要的医学知识外,平时应多留心观察孩子是否有第二性征过早出现,及早发现,及时治疗。一旦发现异常,应及时前往正规医院就诊。家长还应注意少给孩子吃鸡肉、牛肉、羊肉、蚕蛹等,也不要滥用未经严格检测的所谓儿童食品;勿给孩子滥服营养滋补品,比如蜂王浆、花粉制剂、鸡胚等"补药",妥善存放避孕药物、丰乳美容品等,以免孩子误服或接触。

单纯性早初潮如何诊治

贝贝是个 4 岁 8 个月大女童,刚进入中班,聪明伶俐,活泼可爱。平素作息规律,饮食健康,除在幼儿园就餐外,一般吃的食物都是家人现煮现烧的,基本不在外面吃和订外卖。这天妈妈急急忙忙带贝贝来内分泌科就诊,一进来就显得很焦虑,询问医生:"我们家宝宝不到 5 岁,昨天到今天内裤上一直有红色血性液体,这么小就来月经了吗?""昨晚我都担心的一晚上没睡,内分泌科号又难约,只能现场来请您加个号。"加完号后医生继续向妈妈详细询问了病史,在完善血尿粪常规、性激素水平、肾上腺皮质激素、乳房妇科及泌尿系 B 超、骨龄等检查后结果显示无血尿、尿路感染,无血便,雌激素处于青春期前水平,黄体生成素及卵泡刺激素没有升高,B 超提示无乳房、子宫卵巢的增大及结果异常,肾上腺无占位。医生给出的初步诊断是"单纯性早初潮",建议贝贝妈妈带女孩定期内分泌科门诊随访,如再有出血及时就诊。

悦悦今年 9 岁,现在读小学四年级,平素不爱运动,除学校体育课外,能坐绝不站,能走绝不跑,课余时间喜欢宅在家里玩手机和看平板电脑。爸爸妈妈工作比较忙,爷爷奶奶也不在身边照顾,一周有四五天都是和爸爸妈妈一起叫外卖或出去吃。这天妈妈带着月月来到儿童专科医院内分泌门诊,妈妈告诉医生,最近她 9 岁的女儿竟然来月经了,妈妈非常担心女儿是不是性早熟了。医生问完病史,体检是发现月月身高 145 厘米,体质量指数超标,达到肥胖,在完善一系列相关实验室检验和检查后初步诊断"中枢性性早熟可能",需要进一步完善垂体核磁共振、GnRH 激发实验。

女性第一次来月经是青春期的重要标志,青春期女孩在乳房发育约 2.5 年后月经来潮。女性如第二性征发育或月经来潮过早应及时就诊,排除性早熟。性早熟指任何一个性征出现的年龄早于正常人群平均年龄的 2 个标准差,女性性早熟定义为女

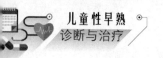

孩在 8 岁前出现第二性征发育或 10 岁前月经来潮。月经初潮是体现女性具有了生殖功能的重要事件,一系列青春期复杂的激素变化将随之发生。性成熟的内分泌调节从胎儿时期开始就受到各种因素的影响。

早初潮指初潮年龄早于正常人群初潮年龄的第 10 百分位。早初潮可增加成年期肥胖、2 型糖尿病、高血压以及缺血性心脏病和中风等的发生风险。早初潮女孩在青春期已存在相对肥胖及胰岛素抵抗的倾向。其第一个原因是儿童肥胖与早发育相关,体质量指数增高可能是早发育的原因之一;第二个原因可能是早初潮激素改变导致体质量指数增高,由于早初潮患儿性成熟经历了较短时间,内环境改变过速,胰岛素正负平衡调节失衡,且以负性调节为主。

月经初潮年龄提前的相关危险因素:①母亲初潮年龄和孕期因素:如果母亲月经初潮较早,其女儿出现月经初潮早发的风险较大;②体重和脂肪分布:当体重增加到一定程度时,会引起机体代谢率发生变化,这种变化会影响下丘脑—卵巢—性腺轴的反馈机制,降低下丘脑对雌激素的敏感性,从而促进下丘脑释放更高水平的促性腺激素释放激素和促性腺激素,导致子宫和卵巢的加速成熟引起月经初潮;③饮食因素:婴儿时期和儿童早期的饮食对生殖健康十分重要,对性成熟时间可能产生影响的食物包括含有动物脂肪或蛋白质的食物、大豆制品、强化食品(如添加钙、维生素 D、膳食纤维等的食品)以及含糖饮料等;④环境有害因素:儿童时期暴露于较高剂量的内分泌干扰物,如有机氯类和重金属(如铅、汞等)可能会引起月经初潮提前;⑤心理因素:家庭破裂、家庭重组以及家庭成员关系不和等可能会加速性成熟过程。

月经初潮年龄提前对女性健康的影响:①社会心理问题:与月经初潮正常或延后的女性相比,月经初潮提前的青少年女性出现抑郁症、焦虑症、暴食症、药物滥用、吸烟、霸凌等问题的风险更高,这种风险差异在青春期开始后的 4~5 年会逐渐缩小;②肥胖和糖尿病:月经初潮提前是性成熟的标志,青春期阶段血液中较高水平的雌二醇和较低水平的激素结合球蛋白会增加肥胖的风险;③心血管疾病:近年来,多项前瞻性队列研究发现月经初潮提前与多种心血管疾病相关;④乳腺癌:月经初潮提前的女性发生乳腺癌的风险有增加趋势,由于月经初潮提前导致雌激素和孕酮的累积时间更长,延长了乳房内细胞有丝分裂活动的持续时间因而增加了肿瘤发生的风险。

儿童性早熟是一种生长发育异常现象,表现为青春期特征提前出现,分为中枢性、外周性和部分性三类。中枢性是由于人垂体促性腺激素提前发动导致生殖能力提前出现生长加速;外周性仅有部分性征提前发育而无性功能的成熟;部分性仅有部分性征提前出现,不伴身高加速增长和骨龄提前。临床上在对月经早初潮患儿进行诊断时,需要对这几种性早熟的表现进行鉴别,否则会造成误诊,严重影响疗效和预后。

部分性性早熟,又称不完全性、变异型青春发育,包括单纯性乳房发育、单纯性阴毛早现和单纯性早初潮等,但其他副性征并不出现,更没有排卵、生精功能。大多由于下丘脑—垂体—性腺轴暂时部分性激活分泌较多卵泡刺激素所致。大部分症状可

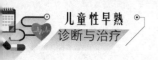

消退,大约14％可转变为中枢性性早熟。单纯性早初潮仅表现月经初潮的提前,不伴有身高加速增长和骨龄提前,GnRH激发试验呈青春前期表现。

性早熟是一种特殊现象,约15％的儿童青春期提前发动,6～8岁儿童中5％女童出现乳房发育,部分性性早熟已成为常见的小儿内分泌疾病。由于不符合小儿的正常生理发育过程,儿童的智力和思维处于幼稚阶段,而性的方面却已步入青春期,性特征过早发育同时,一定程度有性要求,极易出现社会问题。多数不完全性性早熟患儿的骨骼提前发育和过早生长,对成年后身高有不良影响。母亲初潮早、文化水平低、食用高脂肪食物和饮料快餐、看电子设备、体质量指数高,则儿童不完全性性早熟风险越大。母亲初潮年龄、体质量指数、高油脂食物是单纯早初潮患儿的高危因素。

因部分性性早熟可以密切观察、监测骨龄变化,不需要用药,但一旦发现转为真性性早熟应尽早治疗。单纯性早初潮是一种特殊性早熟,过早出现个别性征发育,由于患儿的心理状况与身体生长、骨骼发育不同步,产生心理行为和体格发育的双重危害。父母应了解患儿发生性早熟的各项高危因素,给宝宝各方面的关心和爱护,适时地进行性教育,尽可能避免性早熟现象的发生。

特发性中枢性性早熟如何诊治

妮妮是在7岁生日后不久开始注意到自己身体变化的。

这个春天，她的个子像是竹笋一样窜了好几截，一米三几的个头体育老师在排队时连着两次把她往后排，差不多到了队尾；放学回家的时候邻居也夸她长高了、变漂亮了、更有女孩子味道了。

这都让妮妮和她的爸爸妈妈高兴极了，妮妮的爸爸、妈妈个子都不高，特别希望女儿能够长得高挑一些。

临近暑假的一天，妮妮课间活动时胸口磕在了课桌边缘，之后右侧胸部一直有些隐约的不舒服，她一回家就告诉了妈妈。妈妈赶紧摸了摸妮妮的胸口，右面的乳房位置有一个蚕豆大小的硬块，皮肤表面没有红肿或者伤口，碰上去会有疼痛感，但左面的乳房还是软软的。"别是肿瘤吧？"妈妈第一时间这样担心着，立刻预约了附近儿童医院的外科门诊。

外科医生选择让妮妮先去做一个乳房的 B 超检查，用来明确这个硬块的性质。B 超医生一边做检查一边告诉妮妮妈妈："这个小硬块是乳腺发育了的表现，别看左面的乳房现在摸上去还是平平的，其实 B 超检查的时候也能发现小小的乳腺了。"又告诉妮妮妈妈，最近这样来做检查的孩子很多，都是看了内分泌科的门诊，这也和后来外科医生建议的一模一样。这让妮妮妈妈更迷茫了：妮妮这是发育了吗？可她才 7 岁啊。

去看内分泌科门诊的时候，是妮妮的爸爸、妈妈一起陪着去的，门口等候的队伍很长，有爱聊天的家长三五成群地聊开了，妮妮爸爸妈妈也支着耳朵听，有的孩子是个子小想来咨询一下，也有糖尿病的小朋友来门诊定期复查。好几个家长在讨论发育太早，什么住院、什么打针，都让妮妮妈妈特别紧张。

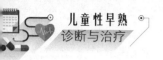
　　没等太久,叫号系统上出现了妮妮的名字。进了诊室,医生看了乳房 B 超的报告,又问了很多发育相关的问题,比如:乳房发育的时间? 有没有窜个子? 有没有阴道分泌物? 有没有其他基础疾病,比如骨折、癫痫等等;当然也询问了一些家庭的情况,像是有没有服用保健品、爸爸妈妈都是什么年龄发育的。在检查身体时,医生先测量了妮妮的身高和体重,重点检查了妮妮的乳房发育情况,也看了看她的腋毛、阴毛及四肢躯干体毛生长情况,看看身上有没有特殊的"胎记",医生解释说是要看有没有"牛奶咖啡斑",也大致判定妮妮目前的情况属于"性早熟",也就是过早地发育了。按照目前的诊断标准,女孩子在 8 周岁以前、男孩子在 9 周岁以前出现一些性发育的表现,就可以认为是性早熟。

　　妮妮妈妈很困惑:"我初二的时候才月经初潮,她这怎么就开始发育了啊?""我们平时在家都很注意饮食,妮妮又那么瘦,怎么也会早发育?"妮妮爸爸也着急补充道,生怕是平时照顾不周让孩子生病了。医生的眼睛弯了弯,简单解释:"虽然有一些性早熟确实是和摄入激素、遗传基因或者身材胖瘦有关系的,但大部分女孩子的性早熟,目前并没有太明确的原因,所以我们会称这部分为'特发性性早熟'。"

　　按照医生的建议,妮妮又做了骨龄摄片、子宫卵巢以及肾上腺的 B 超,还随机查了性激素结果。几天后,妮妮爸爸带着报告又到门诊复诊,医生比照着参考值,有些严肃地告诉妮妮爸爸,妮妮的性早熟"比较严重"。

　　"你看她的骨龄,已经在 10 岁左右了,虽然妮妮现在 132 厘米的身高比 7 岁半的同龄人还算得上不错,但参照 10 岁女孩的身高,就相当不理想了。即使你和妮妮妈妈也都不高,但比起你俩的遗传身高,也差了有 4～5 厘米。"医生分析道。

"这就等于是性早熟透支了妮妮将来的身高。"爸爸一下子就明白了。

医生点点头:"是的,你再看看妇科 B 超的结果,子宫卵巢都明显增大了,月经初潮的时间会提前,黄体生成素也升高了。"她在化验单上"LH"这一项上打了个圈,解释说,有些性早熟进展速度快,会影响到孩子的月经初潮时间、终身高,有些甚至会引起孩子的心理问题,所以需要医学干预。

妮妮爸爸很同意:"我们家妮妮那么小,什么都不懂,来了月经自己也不会处理。"再加上希望通过控制发育,为孩子争取身高增长的空间,他在电话里和妮妮妈妈一商量,欣然决定听从医生的安排,住院 1 天,做一个叫做"GnRH 激发试验"的检查。

GnRH 激发试验,就是为了评估性早熟程度的金标准检查,所用剂量为 2.5 ug/(kg/次)(最大剂量不超过 100 ug),静脉注射药物前和注射后 30 分钟、60 分钟、90 分钟各采血检测性激素的水平,再结合之前做的 B 超、骨龄检查,判别孩子是不是中枢性性早熟。

住院日那天,妮妮在病房里见到了六七个年纪相仿的小朋友,女孩、男孩都有,因为有颇多的共同话题,小朋友们和家长们很快熟络起来。相较起孩子们打成一片无忧无虑,几个家长都有些担心。不过他们也互相开导:"我们家叮叮是第二次来做检查了,上一次做下来还不是真性性早熟,王医生让我们再观察一

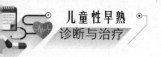

段时间,最近半年发育越来越快,估计是'摒不住'了。"

"真性性早熟"也就是"中枢性性早熟"的一种别称,一旦确诊了以后大体会需要用一种叫 GnRHa 的药物治疗。周围的几个家长都纷纷附和,说医生也在住院前和他们大致解释过,GnRHa 在国内主要有曲普瑞林和亮丙瑞林两种药物,开始治疗后,一般每 4 周注射 1 次,每 3 个月会复查性激素、B 超,每半年复查骨龄,会根据孩子性发育的控制情况制订个体化的治疗方案。

妮妮妈妈犹豫着插话道:"虽然我们也知道一定要治疗了,但这不还是担心有药物不良反应嘛。"邻床的妈妈笑着安慰妮妮妈妈:"这次是带二宝来做检查,其实我家大宝也是真性性早熟,那个时候也打了将近 2 年的针。"这里的打针显然就意味着刚才谈到的"GnRHa","现在停药 1 年多,月经也来了两三次,她打针、停针的时候倒都挺顺利。"不过刚开始治疗的时候,医生也和她们交代,需要留心有没有过敏反应,治疗期间要注意饮食、运动还有适当补钙,每个月来复查时监测身高、体重的变化。"不过我们打完第一针的时候,有过一次'月经',幸好医生提前提醒过,否则肯定会手忙脚乱的。"

听到"月经"二字,不少爸爸妈妈们都有些紧张,赶紧追问。"其实也算不上月经,也就有大概三五天的阴道出血,量不多,也没有痛经。"大宝妈妈解释了一下,"医生说这叫'点火效应',和第一次用药后短时间雌激素水平升高、滤泡增长、囊泡形成有关。"这些专业名词很复杂,大宝妈妈也说的并不顺口,但仍旧补充说,"打针长期安全性还是很好的,我自己也查了查资料,文献报道 GnRHa 的治疗不会影响卵巢功能和生育情况。"

在妈妈陪着妮妮住院做检查的期间,妮妮爸爸去门诊放射科预约了一个垂体 MRI(磁共振)。MRI 是一种影像学的检查,重点观察脑垂体的结构是否正常,而且没有辐射。因为有一些特殊的疾病同样能够导致性早熟,比如脑积水、下丘脑错构瘤等,而这些疾病虽然发生概率很小,但可能影响到治疗的方案,有时候甚至需要神经外科的医生共同参与治疗,所以垂体 MRI 现在是治疗中枢性性早熟的准备工作中必不可少的一个环节。但磁共振室的影像科医生也询问了妮妮爸爸,妮妮是不是有带金属牙套或者有心脏起搏器的情况,金属的配件会受到强磁场的影响,也同样会损害机器。但如果没法做成垂体 MRI,也可以做垂体或者鞍区的 CT 作为替代,但是 CT 检查会造成一定的辐射。

妮妮的几项检查都很顺利,在做 GnRH 激发试验时,因为使用了留置针,所以没有反复扎针穿刺的痛苦,妮妮也鼓励了同病房年龄更小一些的小朋友,配合护士姐姐完成了所有的检查。

出院大约 1 周左右,妮妮的爸爸、妈妈带着报告又来到门诊,因为在这段时间也获取了不少相关的知识,两个家长都显得有信心了很多,而他们也告诉妮妮,在接下来的治疗中,如果能认真按时打针,平时早睡觉、多运动、健康饮食,就有机会改善将来的身高。家庭会议之后的妮妮显然不再害怕了,甚至开始有些想念在病房里认识的新伙伴,期待着能在门诊随访过程中和她们再见呢。

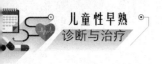
下丘脑错构瘤如何诊治

豆豆是个爱笑的男孩子。

从两三岁的时候开始,豆豆就很容易无缘无故地傻笑起来,笑了没几秒,又停下来,呆呆地出神。这种状况一个白天中总是要出现几十次。等他再长大一些,能跑会跳的时候,他就特别喜欢追着附近的小姑娘到处跑,偶尔邻居们私下会说豆豆他有点"花痴"。

豆豆的爷爷奶奶却不以为意,甚至有些隐秘的骄傲:豆豆从小婴儿时候起,睾丸和阴茎就显得比别人家的孩子要大一些,"更有男人味一点。"看着孙子身高已经快超过别的同龄孩子一个头,爷爷咂着嘴如是说。

豆豆的爸爸妈妈是趁着过年才有空回家团聚,摸着儿子毛茸茸的脑袋,豆豆妈妈有些疑惑:"咱们豆豆脑门上咋这么多痘痘?""男孩子不晓得干净咯。"

"豆豆这嗓子哑得很?""没事爱扯着嗓子瞎嚎呗。"

"手上汗毛咋这么重呢?""还能怎么着,随我。"豆豆爸爸还是不以为意。

"不该呀,汗毛重也就算了,你看这胡子都像是有了,这下面的该是阴毛了吧!"豆豆妈妈越看越觉得不对劲。"过完年我带豆豆去医院看看去。"

豆豆爸爸妈妈更是发现,睡着时候的儿子常常会出现勃起,勃起时的阴茎长度大约要到七八厘米,甚至有时候会出现遗精。这个发现让全家整个年都过得惴惴不安。

还没出正月,内分泌科就诊的队伍已经很长了,排在豆豆前后的几个女孩子也都是因为提前发育来看诊的,"吃吃药、做做检查,也没什么的。"一个妈妈宽慰豆豆爸妈。

但门诊医生的表情比豆豆爸妈预想得要严肃许多:"先做好骨龄摄片、睾丸 B 超,还有垂体 MRI,尽早住院做 GnRH 激发试验,可能后续还要做基因的检查。"医生告诉豆豆爸妈,豆豆的变声、痤疮、阴毛都是发育提前的重要证据,还有豆豆虽然才 4 岁多,但阴茎 6 厘米、睾丸 6 毫升,"是非常明显性早熟的表现"。男孩子通常 11 周岁才开始性发育的过程,这个年龄开始性早熟,很多都提示了一些特殊的疾病。

"性早熟?"或许是因为医院空调、也可能是因为紧张,豆豆妈妈的额头沁出汗珠。而豆豆却又不合时宜地傻笑起来。豆豆爸爸刚要出声斥责,医生却比了个噤声的手势,非常专注地观察了豆豆"傻笑"的全过程,并最后在病历上落笔"痴笑癫痫发作可能"。

痴笑样癫痫指的是病态发笑的过程,它通常短于 30 秒,发生时与外界情感活动完全脱节,呈重复性、爆发样笑,而一般人的微笑通常在关联的语境、情境之中,大多笑前、笑后还会抱有微笑,也不会伴随有语言障碍。

医生解释道:"有一种性早熟就会合并像豆豆这样发作性的傻笑。"——就是"下丘脑错构瘤",但在没有明确检查结果的情况下,医生选择没有直接和豆豆爸妈说明这个疾病的专业术语,以免加重他们的惊慌。

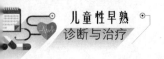

检查的结果逐一验证了医生的推测:骨龄:9 岁;睾丸:较同龄增大,但没有发现占位性病变;GnRH 激发试验:黄体生成素(LH)以及黄体生成素/卵泡刺激素(LH/FSH)均在激发试验过程中明显升高,证实了中枢性性早熟的诊断。垂体 MRI 的结果是在激发试验结果前后出报告的。

这是因为豆豆爸妈犹豫了很久,因为垂体 MRI 的完成需要孩子保持安静 15～30 分钟,小年龄的孩子不能配合,常常需要用到镇静药物。虽然豆豆长到六七岁孩子的身材,但内在还是个货真价实的小朋友,这种大型检查让他哭得眼泪鼻涕糊在了一起。但医生坚持这个检查对孩子的诊断非常重要,并再三保证 MRI,就是核磁共振不会有电磁辐射、更不会有核辐射。

垂体 MRI 的报告是这么写的:垂体饱满呈类圆形,上缘隆起,垂体高度 10 mm,鞍上池灰结节区可见一个 12 mm×10 mm 占位,形态规则,带细蒂,T1WI 等信号、T2WI 等信号,T1 加权相无强化。"考虑灰结节错构瘤可能"。

看着报告,豆豆爸妈一时间蒙了,回过神来就开始抹眼泪:"豆豆是不是得脑癌了啊?"

"豆豆妈妈你不要害怕,灰结节错构瘤,也就是下丘脑错构瘤其实算不上是一种肿瘤。"医生递给她几张纸巾。

虽然在男孩子中枢性性早熟的病因中,有很大一部分是由于肿瘤引起的,包括生殖细胞肿瘤等一些需要放化疗的肿瘤。但下丘脑错构瘤作为一种占位性病变,并不是通常意义上的肿瘤,而是一种较为少见的脑组织先天性发育异常,它有非常独特的临床表现,就是性早熟并可伴有痴笑样癫痫,当然,有些也会表现为癫痫大发作。这些病灶在孩子胎儿或者婴幼儿时期就开始持续地、脉冲式地释放激素,使得患病的孩子从很小年龄就会出现性早熟的表现。

但医生的解释并没有宽慰豆豆爸妈太多,"先天的毛病,那是不是说他在娘胎里带出来的啊。我也没这毛病,怀他的时候也没过生病啊。"豆豆妈妈的焦虑仍在持续。"先天的,和遗传的不一样。"豆豆爸爸明白过来,他更迫切想知道下一步的治疗计划,"医生,这要开刀的吗? 1厘米大呢。"他比了比自己的小指末端,想象一下1厘米的肿瘤在脑子里会有多大。

"我们请了神经外科过来会诊,等一下外科医生会和你们再谈一谈的。"

出乎豆豆爸妈的意料,外科医生并没有立刻建议手术:"虽然手术是一种相对一劳永逸的办法,但通常比较大的下丘脑错构瘤再建议手术,大致要到1.5厘米以上。"外科医生很理解豆豆爸妈的忧虑,补充说道,"虽然现在手术方法在改进,可以从额颞或者眉弓等位置进入,损伤已经比较比从前减少了很多,但这个手术毕竟在脑子里呀,它局部的结构比较复杂,也有引起手术后内分泌功能异常的可能。而且现在内科治疗下丘脑错构瘤的方法也已经很成熟了嘛。"说着他给内分泌科医生递了一个眼神。

"我们现在治疗中枢性性早熟的药物——GnRHa,也可以用在下丘脑错构瘤引起的性早熟治疗中的。"内分泌医生接过话头,"用药期间激素水平下降和男孩子性腺发育的控制都比较好,但是治疗周期比较长,可能需要持续治疗到豆豆正常青春发育的阶段,也就是差不多要到11岁。"从前GnRHa还比较昂贵

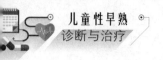

的时候,也有一些家庭是因为经济原因没有办法长期负担药物治疗,从而考虑手术。

"那对孩子将来的影响呢?"豆豆妈妈显然是在指正常青春发育和未来的生育功能。

"就目前相关的治疗经验,停药后恢复正常青春发育的时机和其他中枢性性早熟的孩子大致一样。但 GnRHa 的治疗对孩子痴笑癫痫的发作可能没有太大的帮助。"这是因为痴笑癫痫的发作和肿瘤体积较大、和下丘脑接触面积宽有相当的关系。

经过谨慎的评估、讨论和沟通,豆豆家最终还是决定手术,转入了神经外科病房。豆豆妈妈在神经外科病房又见过几次内分泌科医生,见到隔壁床的妈妈也和内分泌科医生有些熟稔地打了招呼,豆豆妈妈有些疑惑:"你们家也是性早熟进来开刀的吗?"

隔壁床的妈妈边摇头边解释说:"这里手术好多都需要内分泌科医生术前术后来看看激素水平有没有问题,有问题的话前前后后要检查、用药调整激素好几次。我家手术之后在监护室待了一阵子,先是尿崩了,甲状腺功能后来也有点问题,人家医生过来会诊,一来二去也就熟悉了嘛。"她看了一眼自己恢复中的孩子,补充道,"有很多小朋友,出院时候也要带着内分泌科药回家去调整激素呢。所以今后还要去内分泌科门诊排队呢。"

"我们家是肯定要去的。"豆豆妈妈赞同道。

豆豆的手术相当顺利,术后病理也符合预计的"下丘脑错构瘤"的诊断。手术之后,豆豆有一阵子小便量特别多,但也在几天之内恢复了正常。出院之前,豆豆复查的性激素已经基本恢复到了正常,也没再有痴笑发作了。

内分泌科医生告诉豆豆爸妈,豆豆性发育的表现会逐步恢复,但增大的骨龄是没有办法倒退的。所以在将来的门诊随访过程中,短时间里会主要评估豆豆的整体激素水平,但长远看来豆豆的身高将会是他们关心的重点。

毕竟,爸爸妈妈和医生都希望,爱笑的豆豆在成长过程中能一直开心地笑下去。

家族性中枢性性早熟如何诊治

星星妈妈走进诊室时像带着风,开口时的那股亲热劲儿颇有点王熙凤登场时的味道,"王医生我又来了,您还记得我吗?"电脑屏幕后的医生一愣,推了下眼镜,似乎并不太记得最近接诊过这样的一个妈妈。

所幸星星妈妈也是个自来熟,三言两语讲清了缘由,在妈妈也还是个小女孩的时候,就是因为乳房早发育来到了这里,正是初出茅庐的王医生陪伴她,按部就班地经历检查、打针、停药到复查的整个过程。时间匆匆过去了十六七年,当年娇羞动人的少女,成了今日风风火火的母亲,而王医生也早已成为了一号难求的王主任。

门诊也不是个适合叙旧的好地方,妈妈只是说从星星六七岁开始,她就开始留心她发育的表现,果然没到 8 岁,星星的胸部就开始有了轻微的隆起。"星星一定也是性早熟了,王医生您来给她看看。"

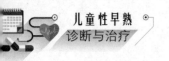

于是又是一番性早熟相关的常规检查：先是性激素、骨龄、B超，后来也免不了 GnRH 激发试验和垂体 MRI。作为这一治疗方案的受益者，星星妈妈欣然地接受了 GnRHa 的治疗计划，也同时开玩笑似的抱怨道："我这是祖传的性早熟啊，星星和我都发育得早，其实我妈妈也一样，好像 10 岁就月经初潮，所以到最后身高才刚过 150 厘米。"

其实就算星星妈妈不提，医生也已经打算建议星星一家做一个额外的检查：基因检测。因为像星星一家三代都有非常相似的症状，就很有必要把遗传因素纳入考量。

"基因检测?"星星妈妈非常感兴趣，"我在网上看见过一些基因检测的广告，就像做核酸一样用棉签在嘴巴里刮一下，就能预测寿命、生不生癌症或者脂肪肝、性格好不好、适合什么职业，就像算命一样特别神奇。"

王医生听了苦笑着摇了摇头："人类的基因成千上万，基因检测也比你想的要复杂得多。一个标准的基因检测，需要临床医生把孩子的详细信息，包括诊断的疾病、体格检查的特点还有一些重要的辅助检查比如血检或者拍片的结果提交给分析基因数据的检测中心或者实验室，检测出的基因变异的问题还要检索文献，和之前报道过的相关的基因异常仔细比较，最后才能得出结论。有时候甚至要反复和临床医生商量、讨论才能确定一些基因的改变确实和疾病本身产生因果关系，而不是空穴来风地跟着检测报告做出随意的论断。"

就比如中枢性性早熟，目前明确为其致病基因的有 KISS1（Kisspeptin 1）、KISS1R（Kisspeptin 1 receptor）基因、MKRN3 (makorin ring finger protein 3)基因和DLK1(Delta-like 1 homolog)基因。

基因常有着牵一发而动全身的特点，像是 KISS1 基因和 KISS1R 基因可以出现在心脏、肺、肾脏等不同器官的组织中，但两个基因均是在下丘脑中表达水平最高，从而影响了性激素的分泌。在现有的很多报道过的病例中，都能发现这两个基因突变的影子，它们以常染色体显性遗传的杂合突变的形式进行疾病的传递。

"常染色体显性遗传?"专业名词有些复杂，听得星星妈妈云里雾里。但星星却想抢答，毕竟学校的自然常识课上才刚刚讲过这个有趣的知识。"老师说，人类的染色体有 23 对、46 条，不涉及性别的22对染色体叫做常染色体。同一对基因当中只要有一个基因异常就会导致疾病的情况，我们叫做常规染色体显性遗传病。"

"这种情况下，爸爸妈妈当中如果有一个人携带这个基因，那他们的孩子不论男女都有四分之一的概率生病(图1)，如果爸爸妈妈都各带有一个基因(图2)，那他们的孩子生病概率就升高到了四分之三。"星星从桌上拿过一张草稿纸，一笔一画地给妈妈演示。

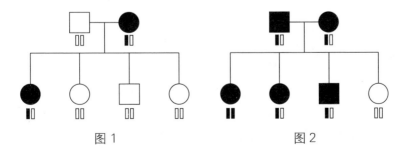

图1　　　　　　　　　　　图2

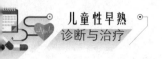

　　星星的解释得到了王医生的夸奖，不过王医生也补充说，基因的遗传在实际表现中会更为复杂。刚才提到的基因中，MKRN 3 基因也同样符合常染色体显性遗传，这个基因的缺陷是中枢性性早熟最常见的原因，在家族性的病例中，患病率大约在 33%～46%。

　　而基因的检测也不只是为了帮助了解孩子或者这个家庭性早熟的病因。譬如 DLK1 基因的异常，在成年以后就可能更容易发生一些代谢方面的问题，比如肥胖症、2 型糖尿病、多囊卵巢综合征等等。所以也可以有一定的警示作用。"妈妈，你一定是这个基因出了问题。"星星看着妈妈略有些发福的身材，笑话道。

　　而有时候基因突变引起的问题会出现不止一个症状，而不同症状的组合，会被命名为某个特殊的"综合征"。比如 TEMPLE 综合征，除了中枢性性早熟之外，还会出现身材矮小、头大手小、神经系统发育落后等各种表现。而有一些综合征因为会严重影响人的生存质量，所以一旦有了相应的基因确诊，医生可能会建议再做进一步的遗传咨询：比如是否可以避免这个患儿的父母再生育有相似情况的二胎，或者评估这个患者自己将来需要生育时，能不能拥有一个正常的孩子，这些都是很有意义的事情。

　　引起家族性中枢性性早熟的基因也可能远不止刚才提到的这四种，世界各地的研究者们仍在不断探索着引起性早熟的可能病因，像是基因和遗传，也包括了饮食、环境甚至社会心理因素。"如果星星有兴趣的话，可以以后成为一个研究基因的科学家呀。"王医生见星星兴味盎然的样子，不由鼓励道。

言归正传,现在亟须解决的是星星的基因检测。不同情况下,对于基因检测的数量也可以做不同需求的检测。比如有些症状非常典型,就可以针对性地检测某个单独的基因,这被称之为"单基因检测";相对的,"全外显子检测"就是一种广撒网多敛鱼、择优而从之的方案。这两种方案都各有利弊,价格也从成千至上万不等。而 PANEL 属于较为择中的选项,它由医生和实验室方面共同选择一些拥有临床共性的基因进行组合,再进行检测。

　　"那像我们星星的这种情况,是不是就做一个什么性早熟的 PANEL 就够了呀?"想要经济实惠又面面俱到,其实是个很两难的选择,妈妈有些发愁。"哦——这不就是点外卖里的优惠套餐嘛。"星星又插嘴发表了自己的观点,被妈妈轻轻敲了敲额头,但王医生却颔首同意。"确实可以这么理解。当我们着重检查性早熟相关基因的时候,确实可以不用额外关心例如癫痫、癌症、心血管疾病之类的基因异常,从而也节省了实验室工作人员的时间和精力,是现在医疗临床上相当常用的一种选择。"

　　"还有,既然要看遗传的问题,是不是也需要检测我和星星爸爸的基因啊?"其实星星妈妈是想着星星外婆人在外地,年纪大了过来并不算方便。

　　"可以先做星星的检测。"如果星星在这次检测中确实发现了某个基因的问题,那就会对照这个基因去检测爸爸、妈妈的基因有没有同样的异常。如果星星有兄弟姐妹的话,也需要同时检测。这一步通常被称为"基因验证"。同样的,如果星星妈妈的基因也有同样的问题,那星星的外婆也需要做进一步的验证。

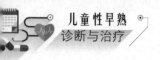

"不过别着急,基因检测的周期一般都比较久,有时要1～2个月才能有结果。而且基因在人的一生中不会发生变化,即使现在没有考虑好,以后再来做检查也是一样的。"王医生告诉星星一家可以不急着做决定。"而且,基因检测的技术手段也是随着科技进步而不断发展的,有时候我们现在对某种疾病的认识并不深,或者对于某些基因问题的报道还比较少,所以没办法在现在的基因检测结果里反馈给医生或是病患一个合理的答复,但有可能三五年甚至十年之后,就能做出更全面的检测结果,甚至即使是同一份报告,有可能不同的年代,给出的医学、遗传学建议都会有不同呢。"

"再过30年,我们来相聚。"星星突然唱起歌来,把妈妈和王医生都逗乐了。王医生颇为期待地想着,也不知道30年后,是又多了个中枢性性早熟的小朋友,还是多了一个擅长性发育研究的遗传学家呢。

原发性甲状腺功能减退症如何诊治

案例

这天内分泌诊区里,静静妈带着静静走了进来。静静看着个子不高,但是白白胖胖、稍有浮肿的感觉,但是皮肤又比较粗糙,头发也枯黄稀疏显得不太有精神,乍一看并不太像营养过剩。静静一直安静地坐着也不爱动,等了很久也只是默默地看着书,也不东张西望,似乎对周围的环境并没有什么兴趣,而候诊区里的其他小朋友们聊天玩耍好不热闹。

到了诊室后,助理安排测量了身高和体重,并记录在了病历册上。接诊的内分泌医生一看系统里显示的年龄"7岁8个月",再一看走进来的小姑娘,再比对了一下身高和年龄的表格后,立时明白静静是为了个子矮小前来就诊的,但静静妈口中的实际情况似乎更复杂一些:静静从小长得慢,个子一直是同龄小朋友里倒数的,上了学在学校里也坐第一排。但是让妈妈很头痛的是,静静从小不爱动,吃得也不算多,但是体重依然长得蛮快,妈妈经常叫静静多运动减减肥,可每次静静一运动就喊累、喘不上气,每天放学回家都显得特别疲惫。而且第一年上学,可能也不太适应,静静学习成绩也一般,晚上作业要做很久就更没有时间运动了。静静妈以为静静就是偷懒,还经常因为这个会责备静静几句,但是静静也不顶嘴,似乎格外听话。所以这几年静静慢慢变得矮矮胖胖,性格也非常内向,妈妈很愁这样的情况但是似乎也无能为力。

内分泌医生又追问道:"以前静静不长个子光长体重怎么没打算来看呀?"静静妈解释说因为她和老公都不高、发育也晚,想着静静也可能随了他们,就是晚发育。但是这半年妈妈发现静静的胸部越来越大了,妈妈担心着是不是发育了呀,那发育了要更加长不高了,所以才打算来就诊。内分泌医生进一步问了静静平常胃口也只是一般睡眠还可以,但是经常便秘,有时候3天1次,有时1周才解1次便,甚至有时需用开塞露帮助排便。静静妈的孕产史和静静的出生史都正常,也没有抢救史,没有长期慢性病的病史。

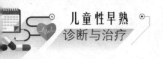

接下来内分泌医生进一步作了专科查体:发现静静身高的确非常矮,身高107厘米都低于同年龄同性别同地区的－2 SD,已经属于病理性矮小了;然而体重28千克,超过同年龄同性别同地区的＋2 SD,体重指数(BMI)高达 24.4 kg/m² ,也可以说算得上是肥胖症了。精神反应可以,对答也基本切题,但是都是问什么回答什么,非常被动。整个人给人的感觉就是肿肿的,专业术语称之为"黏液水肿"面容。她的皮肤也比较粗糙,头发稀黄,没有多毛,身上也没有特殊的"胎记"。虽然体型肥胖,但是颈部和腹部、大腿没有发现明显的黑棘皮或紫纹。甲状腺未触及肿大,双侧乳腺 B3 期。听诊时觉得心音稍低钝、不够有力;腹部脂肪堆积明显,肚子很膨隆。无腋毛、无阴毛。

内分泌医生详细询问病史和查体后,虽然有乳房的发育,但是感觉这个小朋友低代谢表现特别明显,一下子想到了是不是甲状腺问题继发了性早熟,这种情况在外周性性早熟里虽然少见但却是经常被提到的一个病因。于是安排了乳腺及妇科超声来了解乳腺及子宫卵巢情况;心超、腹部超声等来评估有没有存在积液;甲状腺超声了解甲状腺的形态;也安排了骨龄摄片来了解身高情况;同时也检测了性激素和 LHRH 激发试验以及甲状腺的血液检查,并同时完善肝肾功能、血脂的检查。

检查结果如下:肝肾功能、血糖、电解质水平正常;但是有明显的高脂血症(甘油三酯和总胆固醇明显升高)。甲状腺功能提示非常严重的甲减(TT3, FT3, TT4, FT4 全线下降,TSH＞100 mIU/L),意味着这个值已经高到机器检测不出,而性激素里雌二醇明显增高,但是 LHRH 激发试验又提示外周性性早熟,说明整体性腺轴的发育没有启动。骨龄只有 3.5 岁，明显落后于实际年龄。超声显示子宫卵巢明显增大，并且可见多个增大卵泡；颈部甲状腺形态未见异常，回声不均匀。心脏超声提示微量心包积液，心脏功能正常。腹部超声未见明显腹水。垂体磁共振成像(MRI)检查：蝶鞍扩大，腺垂体增大，突入鞍上池，挤压视交叉。

根据病史、检查，内分泌医生基本明确其临床诊断为 Van Wyk-Grumbach 综合征。那这个综合征到底是什么呢？简单来说 Van Wyk-Grumbach 综合征是继发于原发性甲状腺功能减退症的一组临床综合征，常见于长期原发性甲状腺功能减退症未及时治疗的青春期前后的儿童，除甲状腺功能减退所致的生长缓慢、反应迟钝、体重增加、黏液水肿、便秘、贫血、心包积液等临床表现外，同时还伴有性早熟、卵巢囊肿及垂体增生。经常会被误诊为儿童垂体瘤、卵巢肿瘤等。

Van Wyk-Grumbach 综合征以青春期前或青春期女性多见，Van Wyk-Grumbach 综合征除具有甲状腺功能减退的临床表现外，还具有如下临床特征：①性早熟，但生长速率减慢、骨龄明显落后、缺乏阴毛、腋毛体征；②女性卵巢囊肿、雌二醇水平显著升高，但促黄体生成素水平很低，促性腺激素激发试验提示外周性性早熟；③垂体可见瘤样增生；④极少数可见肿瘤标志物水平升高。那男孩的家长会心怀侥幸地问他们是不是可以不用担心这种情况，男孩不会有这个疾病的吧？答案自然是否定的。这个综合征也可以发生在青春期男孩，表现为巨大睾丸而无明显的男性第二性征发育，血检中睾酮水平不高。

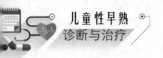

　　有的家长就不理解了：甲状腺功能减退症明明是低代谢的表现，为什么还会有性早熟、性发育提前的情况发生呢？那是因为甲状腺功能减退时甲状腺素明显减低，通过负反馈直接激活下丘脑垂体甲状腺轴，间接激活下丘脑—垂体—性腺轴，从而导致多种激素产生过多。它初期只表现为外周性性早熟，但如果外周性性早熟病程时间较长，长时间的性激素水平升高也可能导致中枢性性腺轴启动。TSH、促卵泡激素、促黄体生成素均具有相同的 α 亚单位结构与相同基因关联，持续升高的 TSH 直接作用于促卵泡激素受体，促进乳腺、子宫、卵巢发育，甚至引起卵巢过度受刺激。本病卵巢病变多为双侧，偶见单侧发病。Wyk-Grumbach 综合征容易有垂体增生的表现，考虑为甲状腺功能减退反馈激活下丘脑—垂体—甲状腺轴，导致 TSH 及 TSH 释放激素的分泌增加，TSH 释放激素促使腺垂体细胞代偿性增生，引发垂体瘤样改变；因此也可以有不同程度的催乳素水平升高。

　　那 Van Wyk-Grumbach 综合征的该怎么治疗呢？弄清了病因，明确诊断，治疗是非常简单的，只要用甲状腺素替代治疗就可以了，且治疗效果很好，通过治疗能够使所有症状缓解、体征消失，尽早治疗有可能使患儿达到正常身高。但是如果没有明确诊断，临床易将其误诊为卵巢肿瘤或垂体肿瘤而进行手术治疗。因此对非单纯性早熟的孩子，当性早熟合并其他临床表现如矮小，巨大卵巢囊肿或男童睾丸增大合并垂体瘤时，一定要需记得进行甲状腺功能的筛查，避免误诊、漏诊。

　　本例患儿临床表现及实实验室检查非常典型，Van Wyk-Grumbach 综合征诊断明确。后面补充完善了甲状腺相关抗体提示甲状腺球蛋白抗体水平显著增高,考虑为桥本甲状腺炎继发甲状腺功能减退,这也解释了静静妈的疑问:静静出生在正规产院,新生儿筛查都没有异常,怎么还会出现甲减。原来静静并不是先天性甲减,而是免疫紊乱引起的继发性甲状腺功能减退症。

明确诊断后医生给予左甲状腺素钠替代治疗,剂量从 25 $\mu g/d$ 开始逐渐加至 75 $\mu g/d$。治疗 1 周出现阴道出血 1 次,持续 3 天,量少。治疗 3 个月复查,身高 110 厘米,体重 25.0 千克,甲状腺激素及性激素水平恢复正常,血脂水平下降至正常,心包积液吸收。彩色超声检查:子宫卵巢较前明显缩小。左甲状腺素钠替代治疗 1 年后,根据甲状腺激素水平药物剂量调整为 50 $\mu g/d$,乳腺较前减小。身高 117 厘米,体重 28.5 千克,体重指数 20.8 kg/m^2,甲状腺素、性激素水平正常。彩色超声检查:子宫卵巢基本恢复同年龄大小。垂体 MRI 检查示垂体大小恢复正常。目前静静仍在内分泌科门诊继续随访中。

卵巢囊肿如何诊治

案例

内分泌科候诊区里,舒舒妈带着她家 3 岁的女儿焦急地等待着门诊,这已经是她今天跑的第三个医院了。舒舒和周围八九岁的女孩们显得有些格格不入,舒舒妈显得非常焦虑,好不容易等到了号,她急忙抱着女儿进入诊室,并急切地诉说着她女儿的问题,希望能得到儿童内分泌医生的帮助。

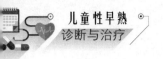

　　听下来：原来是她家女儿最近这1个月里竟然有乳房小肿块了，一开始她也没注意，慢慢乳晕颜色变深了，她还纳闷舒舒年龄这么小怎么乳房就有肿块了，结果还没等她带女儿就诊，舒舒这1周里突然小内裤上出现了白色分泌物，紧跟着昨天竟然来了"月经"。这一系列变化让她震惊不已，并且不能接受她才3岁的女儿就来月经了。于是赶忙请假带着女儿来看病，可是去哪里看、挂哪个科又经历了一番周折。因为年龄小，去看了儿科，可是家门口的医院说只能看感冒咳嗽拉肚子，这个他们看不了；又辗转去了区里的妇幼保健院，说年龄太小了，这个他们也缺乏相关经验；一番打听下来，最后来到了儿童专科医院，预检护士一询问，立马做出判断，给了儿童内分泌科的号，直到这个时候，舒舒妈才暂时松了一口气。

　　就诊后经过内分泌医生的询问病史和查体后发现这个患儿起病年龄非常小，性发育进展非常迅速，且妈妈否认了孩子摄入补品等成分不明的物质，家里没有避孕药之类的药物，所以妈妈也否认了摄入外源性雌激素的可能。专科查体里发现孩子身高中等偏上(P75)，但近期没有生长加速的，双侧乳房有明显的3厘米左右的硬结，并且乳晕颜色明显偏深，外阴有白色的分泌物，外阴颜色也偏深，无明显阴蒂增大，没有阴毛。结合患儿的年龄病史和体征，内分泌医生首先考虑性早熟，安排了一系列检查完成基本的性腺轴评估：基础性激素了解激素水平；盆腔B超检查了解子宫卵巢情况；乳房超声了解乳腺情况；X射线骨龄片评判骨龄情况。初步的检查结果如下：血性激素：促黄体生成素、促卵泡激素及人绒毛膜促性腺激素都和年龄匹配，但雌二醇升高明显 1 058 pmol/L↑。妇科 B 超:左侧附件区液性占位(38 mm×32 mm),子宫偏大 24 mm×31 mm×15 mm,右侧卵巢偏大(11 mm×22 mm×9 mm)。骨龄:相当于 3 岁。那舒舒妈看到占位两个字,又吓懵了,这个液性占位是不是肿瘤啊?

案例 2

内分泌科候诊区里,坐着很多候诊的家长,大多带着八九岁的女孩,都是下课了后匆匆过来就诊。9 岁的女孩小凤,从小胃口好,身高体重都超过了同龄人。最近 3 个月胸部大了很多,身高体重也窜得更猛,身高甚至每个月增长 1 厘米,小内裤也没有以前干净了。小凤妈妈以前在电视上看到过儿童内分泌科主任李嫔教授的科普,知道女孩大了要关注下是不是有早发育,是不是会很快来例假,会不会影响身高。这些评估都需要来内分泌科就诊检查。所以小凤妈妈赶紧预约了号,请了一节课的假带着小凤来医院里就诊。

进入诊室后,经过内分泌医生的询问病史和查体发现,这个接近青春期的 9 岁孩子,近 3 个月出现了第二性征,并且否认其他补品及外源性雌激素摄入的可能。专科查体发现这个小朋友最近这 3 个月有生长加速 1 厘米/月,且这个患儿双侧乳房也有 3 厘米左右的硬结,乳晕颜色稍深,外阴颜色也偏深,少许黄色分泌物,无阴蒂增大,没有阴毛。结合患儿的年龄,内分泌医生安排了一些检查如下:都是有性早熟的表现,所以同样做了骨龄、性激素,妇科超声来评估基本的性腺轴的状态。运气不错,小凤很快做完了这些检查,检查结果如下:血性激素:雌二醇升高 204 pmol/L↑;促黄体生成素、促卵泡激素及人绒毛膜促性腺

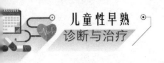
激素的水平都和年龄匹配;妇科 B 超:右侧附件囊肿(24 mm×37 mm×23 mm),左侧卵巢偏大。骨龄:11 岁 6 月。小凤妈妈看到附件囊肿,傻眼了,附件囊肿不算陌生,女性挺常见的,怎么她女儿这么小也有?她赶紧拿着这个报告回到诊室,听听医生怎么说。然而小凤并没有像其他来就诊的女孩一样很快看完结果配药回去。医生看到结果后,叫住了小凤妈妈,并详细和小凤妈妈谈了谈孩子的检查结果。

那首先大家肯定想问上面的卵巢液性占位和附件囊肿到底是什么?卵巢液性占位也叫卵巢囊肿,那下面我们就介绍下卵巢囊肿。

首先,卵巢囊肿的定义是指直径大于 2.0 厘米(或大于等于 1.0 厘米滤泡持续不退)的囊性包块。儿童卵巢囊肿比较少见:活产婴儿中发病率 1/2 500,青春期前,发病率小于 5%。其特点为:单侧(右侧多见),单纯的卵巢囊肿为最多见,直径 2~5 厘米多见。

那卵巢囊肿的分类有哪些?到底是不是肿瘤?恶性的还是良性的?卵巢囊肿主要分两大类:

(1)卵巢肿瘤:

a. 上皮来源肿瘤(良性—囊性,交界性和恶性—囊实混合性);

b. 生殖细胞来源肿瘤(畸胎瘤)。

(2)卵巢瘤样病变:

a. 功能性卵巢囊肿:卵巢滤泡囊肿、卵巢黄体囊肿;

b. 卵巢黄素化囊肿(妊娠或滋养细胞疾病、大量人绒毛膜促性腺激素刺激卵巢卵泡内膜细胞发生黄素化形成);

c. 多囊卵巢综合征;

d. 其他:如子宫内膜异位囊肿(巧克力囊肿)。

知道了病因,那么对该类患儿我们可能需要进一步完善一些检查来帮助我们诊断。这些检查的原则是为了明确卵巢囊肿的大小、明确卵巢囊肿的性质、明确卵巢囊肿与性早熟的关系。那我们可以安排检查如下:

(1) 评估囊肿的良恶性,我们可以做如下检查:

a. 血肿瘤标记物(人绒毛膜促性腺激素、CEA、AFP、CA199、CA125等);

b. 盆腔磁共振;

c. 有些患儿甚至需要腹腔镜探查+病理。

(2) 评估下丘脑—垂体—性腺轴是否中枢启动:

a. LHRH激发试验评估下丘脑垂体性腺轴是否启动;

b. 垂体磁共振评估垂体结构情况。

那么根据检查评估的结果,我们就可以制订后续的治疗方案。治疗分以下几种:

(1) 保守治疗、动态观察(通常引起性早熟的卵巢囊肿常直径>2厘米,且大部分有自限性,不需治疗),部分病例囊肿可自行消退;

(2) 手术:现常采用腹腔镜术,对青春期的复杂性囊肿在观察2~3个月经周期如未消退则建议手术切除;对于单个单房囊肿>5厘米的患者建议手术治疗;影像学提示性质不明可腹腔镜探查+病理。

那说完了诊断和治疗,还有些事情要和大家提一下:对儿童来说,接近青春期发育的女孩很多是因常规检查发现卵巢囊肿,但

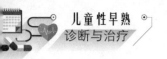

对像病例 1 这种小年龄儿童出现明显且较严重的性早熟表现患儿,随后就诊发现的卵巢囊肿案例我们还应该鉴别哪些疾病呢?

(1) 需要与引起外周性性早熟的疾病鉴别,其中以 McCune-Albright 综合征为主:

如果有卵巢囊肿及反复阴道出血,需要警惕 McCune-Albright 综合征。该疾病以性早熟(阴道出血及卵巢囊肿为比较特异性表现)、牛奶咖啡斑、骨纤维发育不良为三大主征,具有其中 1～2 项,再加上内分泌或非内分泌异常的小年龄患儿,即可初步诊断。该疾病是由于体细胞 G 蛋白亚单位基因突变所致。其性早熟是由卵巢黄体化的滤泡囊肿自主地产生过多的雌激素所致,亦可出现阴道出血,也是外周性性早熟表现。

(2) 任何原因导致下丘脑—垂体—性腺轴功能活跃者,比如错构瘤、GnRHa 减量后(GnRHa 也就是平常说的抑制性发育的针)均可继发卵巢滤泡性囊肿,均会表现为卵巢囊肿,错构瘤为中枢性性早熟表现,可通过血性激素和垂体磁共振即可鉴别;GnRHa 减量者有用药史,容易鉴别,定期随访妇科超声就可鉴别,这也是为什么临床我们打针的小朋友要定期做妇科超声,一方面是评估打针治疗效果,另一方面就是在监测有无囊肿。

那么卵巢囊肿一定就会有性早熟表现吗? 答案当然是不一定哦。卵巢囊肿与性早熟关系复杂,可以有性早熟(包括中枢性性早熟和外周性性早熟);也可无性早熟;性早熟与囊肿大小无关,与下丘脑—垂体—性腺轴功能及囊肿本身性质有关(成熟畸胎瘤一般不会引起性早熟);这类型的患儿无论儿童还是成人常因常规体检发现。

最后让我们回到最初的两个病例。案例 1 在出血 1 周后阴道出血止,复查囊肿消失,复查性激素水平 E2 明显下降,故嘱咐定期随访监测性激素,妇科超声,骨龄等评估下丘脑垂体性腺轴情况。该患儿目前虽未手术治疗。但因患儿年龄小,需密切随访,若随访过程中卵巢囊肿反复发作或卵巢囊肿无自发缓解,那就需要手术治疗。因为卵巢囊肿反复发作可导致体内雌激素水平暴露时间延长,可促进下丘脑—垂体—性腺轴过早成熟,外周性性早熟亦可进展为中枢性性早熟,故需干预。反复发作的阴道出血并卵巢囊肿需警惕 McCune-Albright 综合征,必要时还需完善基因检测。案例 2 由于后续的盆腔磁共振提示:右侧附件区占位性病变,考虑肿瘤性病变(囊性畸胎瘤不能除外),故转诊至普外科行腹腔镜探查术+卵巢囊肿剥除术,术中病理提示卵巢良性囊性病变,考虑囊状滤泡。术后复查性激素基本正常。复查妇科超声囊肿消失。目前也在内分泌科和普外科的门诊定期随访中。

总结上述两个病例:女孩如果有性发育的迹象:突然的生长加速、乳房增大、乳晕颜色变深、出现阴道分泌物(无论出血、白色或是黄色分泌物)、外阴颜色变深、出现阴毛腋毛、痤疮等,无论年龄,都应该到儿童内分泌专科医院来评估性发育情况。

家族性高睾酮血症如何诊治

案例

这天内分泌科诊区依然坐着很多等待的家长,候诊的大多

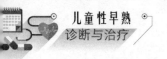

都是母亲带着女儿。突然走进来一家三口,爸爸妈妈看着很年轻,30岁左右的年纪,爸爸身材不高估摸着也就160厘米的身高,儿子看起来大约七八岁,蹦蹦跳跳充满活力。等待着叫号的过程中,小男孩调皮地在椅子间上蹿下跳,浑身有使不完的劲儿。听到了叫号系统里叫着孩子的名字,妈妈赶紧叫着孩子到了诊室。一进来妈妈就迫不及待地说起了他们家孩子的情况:儿子其实才不到4岁,这1年半孩子个子长得很好很快,1年半长了快20厘米了,孩子胃口也很好,体重也很迅速地增加;更有甚者妈妈给孩子洗澡的时候觉得"小鸡鸡"也变大了。

妈妈觉得发育太快了,一直想要带到医院来就诊。但是爷爷奶奶因为孙子能吃能长很开心,觉得男孩子发育得很好,根本不用带来看什么医生呀,而且爷爷说他们家的娃小时候都是这样能吃能长的。所以他们一直没有在意,直到这3个月,妈妈给儿子洗澡觉得儿子"小鸡鸡"的颜色越来越深了,并且肉眼可见的在"小鸡鸡"周围长出了阴毛。妈妈这下更急了,好说歹说说服了爸爸带着儿子来医院看看。

内分泌科医生了解相关病史,发现这个小朋友最初是阴茎越来越大,一年半来伴明显的生长加速(对比了从小体检卡上的数据,这一年半长高了21厘米),最近3个月出现了睾丸增大,同时出现了阴毛、没有变声、面部散在2颗痤疮,无遗精、无胡须、无头痛、呕吐,无多饮多尿,无视力障碍,无腹泻,无腹痛。其间也没有给孩子服用补品等可疑外源性激素摄入的病史。详细询问了家族史:妈妈发育年龄正常,身高158厘米,她的家人发育情况不是特别清楚,但是母系嫡亲的家人身高都基本正常。但是爸爸那边有个明显的家族特征,首先爸爸身高158厘米,低于成年男性的一般身高,孩子的爷爷及爷爷的兄弟们身高也都不高都不到160厘米,而且有个特征是小时候特别能吃能长,发育都比同龄人早,但是过个几年后就又不长个子了,所以最终身高都不高。经过内分泌医生的查体后发现:身高明显较同龄人高116厘米(占同龄人身高百分位90%以上),腋毛(-),胡须(-),面部少许痤疮,外阴颜色偏深,PH2(外阴可见散在数根阴毛),双侧睾丸6毫升(明显较同龄小朋友大,>4毫升视为发育),阴茎长约7.5厘米,直径2.8厘米(较同龄明显大)。

询问完病史和查体后,内分泌科医生安排了一系列检查。男性性早熟相对女孩来说发病率低很多,可以说这种小年龄儿童且性发育进展迅速的孩子大多是由某种疾病引起的性早熟。所以我们的诊断和治疗的重点是首先排除器质性疾病导致的男性性早熟,解除诱因;其次评估性发育的程度是否需要干预。

这个小朋友需要根据初步的检查结果持续跟进后面的诊治,所以我们给他安排了住院。住院后,常规我们第一要排除的是肿瘤。所以迅速安排了睾丸超声,肾上腺CT,垂体MRI,腹部超声来排除可能引起性早熟的肿瘤(如睾丸肿瘤、肾上腺肿瘤,分泌人绒毛膜促性腺激素的生殖细胞瘤)。这个小朋友家里有明显的家族史,所以肿瘤可能性并不大,检查结果也证实了我们的推测:睾丸超声、肾上腺CT、垂体MRI,腹部超声未见明显异常,实体肿瘤基本排除。同时完善的血里的肿瘤标志物及HCG结果回报也基本正常的。那重点就看性激素、肾上腺激素、电解质等血激素来评估性腺轴情况。初步的血液检查里基

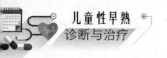

本排除了肾上腺疾病(先天性肾上腺皮质增生症或者肾上腺肿瘤),性激素及进一步的 GnRH 激发试验结果显示:睾酮明显升高 14.27 nmol/L,但性腺轴没有启动,属于外周性性早熟。对于外周性性早熟,除了肿瘤、先天性肾上腺皮质增生症,还需排除 McCune-Albright 综合征和家族性高睾酮血症。这个孩子的四肢长骨的平片中无明显的骨质损害,McCune-Albright 综合征的可能性也大为降低。鉴于这个小朋友有比较明显的家族史,我们重点考虑家族性高睾酮血症,计划完善基因检测。让父母把爷爷也叫到医院后,给父母尤其是爷爷解释了整体的病情和考虑的诊断后,终于把爷爷说服了,同意进行基因检测。由于基因检测结果要耗费比较久的时间,医生让其出院等待基因结果。

2 周后基因结果回报提示患儿携带 LHCGR 基因致病突变,明确诊断家族性高睾酮血症。家系验证提示孩子的父亲、爷爷、大伯、二伯、大姑等都携带该基因。

上述案例经过抽丝剥茧,终于找到了病因。那这个家族性高睾酮血症到底是什么病呢? 能不能治愈呢? 我们来介绍下。家族性高睾酮血症又叫家族性男性性早熟,是外周性性早熟的一种罕见病因,属于常染色体显性遗传病。该病的临床特征是明显的性早熟表现、睾酮增高而低 LH 水平。其性激素升高非受控于 GnRH,即不依赖于下丘脑垂体性腺轴激活,也就是临床表现为外周性性早熟,男孩子早期表现为体格快速生长、性发育和骨骼成熟度在最初 0~4 年岁时进展快速,常伴有攻击性行为,阴茎增长明显而睾丸容积与性发育水平并不相称,甚至有遗精及精子生成。该疾病虽然称为家族性男性性早熟,属于常染色体显性遗传,但其存在遗传异质性,临床表现外显率不一。也就是说这个疾病只有家族男性成员受累,但不是所有携带该突变的男性成员一定有临床表现,女性携带者无性早熟表现,无内分泌激素异常。比如有病例报道诊断了家族性男性性早熟的男孩,其父亲携带相同的突变,却并未出现类似异常表现,内分泌激素检测除 LH 较同龄低外,其余未见异常。也有案例报道诊断家族性男性性早熟的男孩,家系验证后母亲和弟弟都携带该突变,但弟弟并未出现临床表现。

此外,在出现症状的患儿中,症状出现的时间、程度以及成年身高受损的程度均存在一定的差异,原因尚不清楚。但是该类患儿由于骨龄明显加速,肯定会导致一定程度的终身高矮小。这个案例中孩子就诊时才 3 岁 10 个月,骨龄已经 8 岁左右,骨龄明显提前,治疗需求迫切,那有什么药可以治疗吗?

对于该类疾病没有特效治疗,仅为针对性治疗,抑制过早的性发育,改善患儿心理及生理健康,抑制骨龄的快速生长,帮助患儿减少身高损失。常用药物有:(1)螺内酯:可以减少睾酮的生成,促进睾酮向雌激素的转化,促进睾酮的代谢清除。长期来说,螺内酯是通过多种途径来拮抗了雄激素的效应并减少了睾酮的浓度;(2)氟他胺为非甾体类抗雄激素药物。但此作用可反馈性地引起 FSH 和 LH 释放增加,使睾酮的血浆浓度上升。因此效果欠佳;(3)他莫昔芬为合成的抗雌激素药物,能与雌二醇竞争雌激素受体,与雌激素受体形成稳定的复合物,利用该机制延缓骨龄的增长;(4)来曲唑是非甾体芳香化酶抑制剂,可以特异性导致芳香化酶失活,抑制雌激素生成,降低血液中雌激素水

平,延缓骨龄进展。

　　家长签署知情同意书后,医生给予患儿螺内酯联合来曲唑治疗。用药半年后生长速率下降至8厘米/年,骨龄增加0.5岁,未发现药物不良反应。但在长期高性激素水平刺激下,外周性性早熟可以转化为中枢性性早熟。患儿一旦转为中枢性性早熟,则应尽早使用促性腺激素释放激素类似物(GnRHa)。本案例中在诊断年龄3岁10个月,当时骨龄8岁,经过近5年的治疗评估后,在8岁4个月年龄其性早熟转化为中枢性性早熟了,骨龄12岁,调整治疗计划给予了GnRHa治疗,每28天一针,目前仍在内分泌科定期评估治疗之中。

　　总结上述病例:对于男孩子尤其是小年龄的男孩有性早熟表现是一定要到儿童内分泌科就诊评估排除器质性疾病引起的性早熟。对于有明确诱因的性早熟首先是要解除诱因,然后针对性腺轴启动的程度给予不同的治疗。

McCune-Albright 综合征如何诊治

　　4周岁9个月的晨晨是个活泼漂亮的女孩子。

　　5天前,她发现内裤上偶尔有暗红色的分泌物,起初量并不多,晨晨也没有太注意。可随后,内裤上的红色分泌物越来越多,而且颜色也偏鲜红,她这才慌了神儿。平时和奶奶居住的她,羞于和奶奶说这事儿,直到周末妈妈来看她,她才告诉妈妈。妈妈看后吓了一跳,第一反应是详细地问了她最近有没有接触过什么坏叔叔，有没有不小心碰撞过下面，并给幼儿园老师打电话咨询晨晨最近在幼儿园的经历及表现。得知晨晨最近并没有遇人不淑，在幼儿园和家里的情绪没有异常后，凭借妈妈的直觉，觉得女儿可能是得了什么病。

起初晨晨妈妈并没有想到4周岁9个月的晨晨内裤上的血会是从阴道出来的，因为毕竟孩子还太小了。但是出血量比较多，晨晨妈妈不得不给孩子垫上了最小号的卫生巾，以防弄脏了裤子。"可能是血尿或者肛裂。"晨晨妈妈这样想，给4岁的女儿垫卫生巾，让她心里恐慌又难过。因此她首先来到了社区医院，请医生开具尿常规检查，一切正常，未发现红细胞和潜血。她又带晨晨来到普外科，由医生检查是否有肛裂或痔疮，结果均未发现。"是啊，平时没听到奶奶说孩子有便秘的情况，怎么会有肛裂或痔疮呢？"晨晨妈妈想。普外科医生提醒她，"这个孩子，不会是阴道出血吧？""可是，她并没有外伤史，也没有遇到坏人，怎么会阴道出血呢？"晨晨妈妈反问到。"一些特殊的疾病，在女孩子年幼时就会出现阴道出血，建议你到儿童内分泌专科去检查一下。"普外科医生如是说。谢过普外科医生后，晨晨妈妈马上预约了市儿童医院内分泌科的专科门诊。

当天晚上，妈妈陪晨晨洗澡，她仔细观察了晨晨的身体，总觉得哪里不对。好像两侧乳头也略微突出些。晨晨并不胖，这突出的乳头下面，不会是乳房发育了吧。而且乳晕颜色也偏深，像成年女性的乳晕颜色。平时工作忙碌的她，和晨晨聚少离多，偶尔周末来奶奶家看晨晨，也仅会关心下晨晨是否需要添置新玩具、新书和新衣服，询问晨晨在幼儿园是否开心，是否学习了

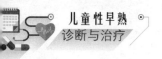

新的知识。晨晨从小身体比较好,很少生病。在她眼里,只要孩子没有感冒发烧拉肚子,应该不会有其他身体上的问题了。她很自责。孩子的乳头突出、乳晕颜色加深的事,拖了这么久,竟然没有被家长发现。就连内裤见血迹的事儿,还是等了5天才告诉妈妈。

第二天,妈妈带晨晨如约来市儿童医院内分泌科就诊。内分泌科门口排队等候的家长和孩子太多了,但大多是八九岁的女孩、男孩。等候的过程中,听到有其他妈妈们交流孩子的发育过程,以及治疗过程,晨晨妈妈突然意识到,原来发育早,也是一种病。但是貌似大多数女孩子仅有乳房发育,没听到附近的家长聊到阴道出血的事儿。晨晨妈妈更紧张了,担心晨晨是难治的特殊内分泌疾病。

终于叫到晨晨的名字。妈妈带晨晨进入诊室,首先由医生帮忙量身高体重,身高107厘米,体重16.5千克,妈妈突然发现,晨晨好像比半年前个子长了不少。她描述了晨晨的起病经过,医生问晨晨及妈妈,最近是否有乳房分泌液体,是否内裤上经常有白色分泌物,是否经常头痛呕吐,是否小便量增多或者饮水量增多的表现。得知以上均无异常后,医生拉上帘子,为晨晨做体格检查。医生摸到晨晨的胸部乳头下方的硬结,说确定是乳房发育,且乳晕颜色这么深,很可能雌激素较高。晨晨的外阴没有阴毛发育,但是外阴有发育的痕迹。医生问晨晨妈妈,身上是否有颜色较深的斑块,同时掀开衣服仔细检查。晨晨的右侧臀部有一块2厘米×1.5厘米褐色斑块,妈妈一直以为那只是胎记。医生说,那叫牛奶咖啡斑,有些疾病会合并牛奶咖啡斑。医生还摸了摸晨晨的头,看看是否哪里有异常包块。同时,医生询问晨晨的出生史,以及小时候是否有其他疾病,包括有没有受过外伤、有没有做过手术。晨晨是妈妈的独生女,第1胎第1产,足月剖宫产,出生时有3 500克,没有窒息抢救等情况发生。生后晨晨就是个天使宝宝,很好带,没有过敏史,也没得过大的疾病。12个月时会独自走路,13个月时会说话。大运动、精细运动发育以及精神发育大致与同龄儿童相仿,社交、家庭和同伴互动基本正常,没有精神行为问题。家里也没有特殊遗传疾病史。晨晨妈妈想起来,去年,也就是晨晨3岁的时候,摔倒后右下肢骨折,绑石膏固定了一段时间。医生还询问了父母的发育年龄及身高。晨晨爸爸有178厘米,但是发育年龄不清楚。妈妈有163厘米,13岁月经初潮。

医生为晨晨安排了检查,分别有性激素及肿瘤标志物的抽血检查、骨龄检查及乳房、妇科、肾上腺B超、右下肢X射线片、骨密度检查及头颅磁共振。其中,做妇科B超时,医生要求晨晨憋尿憋到马上就要尿出来的状态,说这样才看得清楚。因此晨晨做了好久才成功。晨晨的肿瘤标志物均在正常范围内;性激素全套提示雌二醇及睾酮明显升高,黄体生成素(LH)及促卵泡刺激素(FSH)、人绒毛膜促性腺激素(HCG)正常,性激素结合球蛋白降低;骨龄提示6岁;乳房B超提示已有乳房发育;妇科B超提示子宫增大,双侧卵巢均增大,右侧卵巢囊肿,子宫发育内膜厚。头颅MRI提示蝶骨骨纤维结构不良。看了上面这些检查结果,医生说,高度怀疑晨晨得了McCune-Albright综合征,需要进一步完善基因检测。

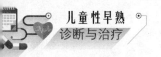

晨晨妈妈从未听说这种疾病,甚至连这两个单词都没见过。医生说,McCune-Albright 综合征(McCune-Albright Syndrome,MAS)是一种罕见的涉及皮肤、骨骼和内分泌的复杂疾病,是由 GNAS 基因突变引起的。MAS 通常不遗传,其特征表现为多发性骨纤维发育不良、牛奶咖啡斑、自发高功能性内分泌疾病,包括性腺、甲状腺、肾上腺及垂体。其中,具有典型的三种表现即"三联征"(分别是骨纤维发育不良、牛奶咖啡斑、性早熟等高功能性内分泌疾病表现)占 MAS 的 24%,只有两种表现的占 33%,仅有一种表现的占 40%。

一个月后,晨晨基因结果出来了,并没有提示异常。但医生说,仍考虑 MAS 的诊断。因为 MAS 的诊断是基于两个或两个以上典型的临床特征。若临床仅发现单一骨纤维结构发育不良,需要通过基因检测来识别 GNAS 中的激活致病性变异以确定诊断。但晨晨临床表现有臀部牛奶咖啡斑、乳房增大、阴道出血,雌二醇、睾酮等下游激素高,LH、FSH 等上游激素不高,提示外周性性早熟;妇科 B 超提示右侧卵巢囊肿,子宫发育内膜厚;头颅 MRI:蝶骨骨纤维结构不良。存在典型的 MAS 三联征。基本可以确诊 McCune-Albright 综合征。

医生还说,MAS 属于体细胞基因突变病,患儿可能存在:骨纤维结构不良,甚至可能发生病理性骨折;牛奶咖啡斑:比较典型的是皮肤病变为后背、腰臀部的咖啡色色素沉着,仅位于一侧,且多与骨骼病变在同侧;性早熟:男女表现差异很大,女孩多见,初期往往表现为乳房增大(B2~B3 期)、阴道流血、卵巢囊肿、激发试验示外周性性早熟。卵巢囊肿往往是单侧的,超声显示两侧卵巢大小差别很大。男孩性早熟主要表现为单侧或双侧巨大睾丸常伴有睾丸小结石病,而无其他性早熟的表现;甲状腺病变:约半数患儿合并明显的甲状腺素升高表现。生长激素过多:生长激素过多可造成颅面部畸形及视觉丧失。由于患儿同时合并性早熟,故生长激素过多造成的生长加速常被性早熟掩盖,比较容易漏诊;低磷血症;库欣(Cushing)综合征:临床症状包括小于胎龄儿、满月脸、生长缓慢、高血压、肾脏钙质沉积、多毛和高血糖等。

晨晨的妈妈回想起当年晨晨骨折,只以为女儿淘气摔断了腿,而没有深究骨折的内在原因,再次自责不已。

医生给晨晨口服一个叫他莫昔芬的药,并解释道,该药为雌激素受体阻断剂,能阻断雌激素的作用,因此能够明显减少阴道流血,同时改善生长速率和延缓骨龄成熟。这个年龄段的女孩由于没有到青春期,长太快反而不好;但是已经长大的骨龄,无法恢复到之前的状态,只能通过减少雌激素的分泌,减缓后续对骨龄的刺激作用,从而让骨龄增长回归正常速度。由于晨晨有多发性骨纤维结构不良,易病理性骨折,予骨化三醇及葡萄糖酸钙口服,并定期予帕米磷酸二钠治疗。双膦酸盐类药物能够有效抑制破骨细胞介导的骨吸收过程,可以很好地控制骨纤维异样增殖症骨病进展,有效缓解骨骼疼痛,降低骨折率。活化维生素D亦可促进血磷吸收,改善低磷血症。

大多数时候,晨晨很听话,按时服药。但偶尔,晨晨也会闹脾气,在妈妈和奶奶不在的时候,偷偷断药。3年后,晨晨又出现1次阴道出血,持续5天左右,量不多。这之后,医生向晨晨深入

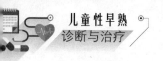

浅出地讲解了不吃药的危害。这下晨晨向妈妈保证一定按时服药。然而，又1年过去了，在晨晨按时服药的过程中，妈妈发现晨晨又出现身高增长快、乳房增大的表现，遂至医院随访，发现其骨龄也有进展快的趋势。医生怀疑由于长期雌激素异常增高，正反馈诱发中枢性性早熟，于是为晨晨安排了一次GnRH激发试验，即在外源性给予促性腺激素释放激素(GnRH)的下，观察LH峰值及FSH峰值程度。结果提示晨晨确诊"中枢性性早熟"。予促性腺激素释放激素类似物(GnRHa)治疗15个月后停药。

晨晨妈妈一直对MAS疾病的预后表示担忧。医生告诉妈妈，该疾病预后尚可，寿命可达正常，但因严重的骨骼畸形生活质量常低下。大部分成人可怀孕生子(较正常人稍困难)。该病是由于体细胞突变所致，没有遗传倾向，所以第二胎及子代不受影响。

目前晨晨已11周岁，到了可以正常发育、来月经的年龄。晨晨身高153厘米，她对自己的身高尚满意。为预防病理性骨折，晨晨仍予葡萄糖酸钙及罗盖全口服，定期检测妇科B超、骨密度及钙磷代谢指标，定期予帕米膦酸二钠治疗。晨晨依旧是个活泼漂亮的女孩子，她渐渐忘记性早熟导致的月经早初潮带来的慌张和忧虑，对未来生活充满期待。

先天性肾上腺皮质增生症如何诊治

元元的爸妈从元元小时候就很骄傲他的身高，虽然只是个

4 岁半的小男孩儿,但谁见了都问"小朋友上几年级啦"。不仅身高长得快,爸爸最近发现,儿子的阴茎也在长大。但是睾丸还是个小孩子的模样,他也没当回事儿。直到有一天,在妈妈"儿子怎么脸上都是痘痘,是不是吃得太油腻了"的唠叨中,爸爸突然缓过神儿来,儿子不会是发育了吧。可是他依稀记得,自己小时候发育,是先从睾丸长大开始的。带着疑惑,他为儿子预约了附近城市的儿童医院内分泌科专科门诊。

医生照例先为元元量身高体重。虽然只有 4 岁 6 个月,但元元已经身高 130 厘米,体重 31.5 千克。在了解了爸爸带元元来就诊的缘由后,医生详细询问了元元爸爸,元元是否有头痛呕吐,是否有小便量多、饮水量多,是否有突然间身高增长加速症状,是否有长期服药。此外,医生还询问了元元的出生时以及生长发育过程有无异常。根据爸爸的描述,元元出生时无异常,生长发育过程中大致与同龄儿童相仿,社交、家庭和同伴互动基本正常,没有精神行为问题。家里也没有特殊遗传疾病史。爸爸目前 174 厘米,记忆中,爸爸 13 岁开始变声。妈妈身高 158 厘米,11 岁来月经。医生特别询问了,元元出生时是否测过足底血,"一个滤纸片,生后开奶后 72 小时后用足底血在上面点几个点点"。元元爸爸陷入深思,那几天,除了初当人父的欣喜和照顾元元时的手忙脚乱以外,想不出其他的细节了。"俺们镇医院让做的检查都做了,但是俺们小地方医院,也不知道是不是没有你们大城市里那些检查。"元元爸爸诚恳地说到。

医生查体时发现,元元不仅身高比较高,阴茎也比正常同龄男童大,大约 7 厘米,周围还有少许阴毛生长。但睾丸仅有 2 毫

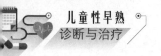
升,还是没发育的大小。此外,元元皮肤粗糙,皮肤颜色比较深。"俺家儿子皮,天天外面疯跑晒黑的。""外面疯跑乳晕颜色也是深的吗?"医生掀开元元上衣给爸爸看。爸爸仔细端详着儿子的身体,确实像个正在发育的男孩,不仅头面部有大量"青春痘",连后背也长了不少痘痘。医生说:"目前元元考虑性早熟可能,需要做进一步的检查,并明确真性还是假性性早熟。此外,这么小年龄性早熟一定要找原因,男孩中除了性早熟和性腺相关激素有关外,还和肾上腺相关激素有关。"

"性早熟还分真假? 性早熟为什么和肾上腺有关?"这下可把元元爸爸说蒙了。

医生继续解释道:"真性性早熟,即中枢性性早熟,是下丘脑—垂体—性腺轴提前启动,整个轴的上游激素即升高。假性性早熟患儿的中枢系统部分,也就是大脑里分泌的性激素是正常的,仅下游激素,也就是睾丸产生的睾酮水平或作用异常。而肾上腺,是人体中一个非常重要的内分泌器官,分泌好几种激素,其中就包括性激素。男孩子性早熟,如果睾酮升高,一定考虑是睾丸分泌的睾酮升高,还是肾上腺产生的睾酮升高。如果是肾上腺,除了睾酮升高,可能还有其他激素的异常,它们参与调节电解质的平衡及水盐平衡。喏,先去把血压量一下。"

接下来的几天,医生为元元安排了好几项检查,光抽血就要分不同时间段。早晨 8 点抽一拨,下午 4 点还要抽一拨,每次都好几管,把元元爸爸心疼坏了。此外,元元还被安排做了骨龄、阴囊超声、肾上腺超声检查。检查结果提示,元元的性激素中,雌二醇和睾酮都明显升高,孕酮更是高得离谱,但是 LH、

FSH 并没有升高。无论是上午还是下午的肾上腺激素中,皮质醇均明显降低,促肾上腺激素(ACTH)明显升高。17 羟孕酮(17-OHP)、脱氢表雄酮(DHEA)及雄烯二酮(AND)亦明显升高。电解质中,元元的血钠及血钾尚在正常范围。骨龄已经 13 岁了。阴囊超声未提示睾丸较同龄男童大。肾上腺超声也未见明显异常。

目前元元的诊断已经比较明朗了。下丘脑—垂体—性腺轴中,上游激素 LH、FSH 并不高,仅雌二醇及睾酮升高,且元元睾丸未增大,仅阴茎增大,均提示元元患外周性性早熟。那么升高的下游性激素睾酮哪里来的呢? 就是之前医生和元元爸爸提到的,性激素的另一个产生途径——肾上腺。虽然心疼元元多次抽血,但是元元爸爸非常理解医生这么开检查的原因。分两个时间段检查肾上腺激素,正是更明确像皮质醇、ACTH 这样有分泌峰时间和谷时间特征的激素水平是否正常。元元无论在早晨 8 点(分泌峰时间)及下午 4 点(分泌谷时间)均表现出肾上腺激素异常,且其他肾上腺相关激素也证明了,元元患有先天性肾上腺皮质增生症(CAH)。

CAH 是一组以肾上腺皮质类固醇合成通路各阶段各类催化酶的缺陷,引起以皮质类固醇合成障碍为主的常染色体隐性遗传性疾病。也就是说,各种类固醇激素在代谢的过程中,需要不同的酶,才能催化产生下游激素。而这中间编码某一种酶的基因出现问题,导致这种酶缺乏,这条代谢之路无法继续走下去,会造成下游激素的缺乏以及上游激素的堆积,进而产生各种各样的临床表现。因此, CAH 分好多种类型,分类方法就是根

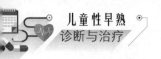

据缺乏哪种酶而来。最多见的是 21 羟化酶缺乏症(21-OHD)，约占 90% 以上。而 21-OHD 又根据临床表现不同、严重程度不同及涉及激素缺乏类型不同，分为经典型 21-OHD 及非经典型 21-OHD，前者又分为失盐型和单纯男性化型。

根据临床表现，医生已经可以诊断元元是患了导致雄性激素增多的 CAH。医生为元元制订了治疗方案，秉着"缺什么补什么"的原则，皮质醇低下，即补充皮质醇。但是医生同时说道还需要元元抽一次血，并且元元的父母也要一起抽。元元爸爸一下急起来"为什么还要抽血，而且我们又没生病，为什么我们的也要抽?"医生耐心地解释道:"通过元元的临床表现虽然可以做出临床诊断了，但是抽血查基因必不可少。只有通过基因检测才能找到具体是哪个基因出现了问题，给出精确的分子诊断。因为 CAH 是一类遗传疾病，要搞清楚元元的异常基因是全部来自你们，还是也有他自己的基因出现了问题，你们的血也要抽。"听了医生的解释，元元爸爸明白了。于是，一家三口很配合地去抽血了。

一个月过去了，根据基因检测分析，元元编码 21 羟化酶的基因 CYP21A2 检测出一个位点突变，引起后续的基因剪切突变，从而导致编码 21 羟化酶异常。该突变是一个纯和致病突变，考虑和他父母均有关。元元父母的基因检测验证了这一猜测。也就是说，元元父母的 CYP21A2 基因均有该位点突变，都是杂合突变。那么，为什么元元父母不生病呢? 那是因为该基因是通过常染色体隐性遗传。也就是说，爸爸或妈妈两条染色体相同的位点中，一个是正常的，一个是异常的，即杂合突变。但仅表达了那个正常的基因，因此并未造成父母患病。但是比较倒霉的是，这两个异常的基因，都给了元元。因此导致他的发病。

经典型 21-OHD 的临床表现，一个是失盐表现。表现为低钠血症、低血容量为主的休克，合并高钾血症。未达到肾上腺皮质危象的患儿即表现为软弱无力、恶心呕吐、喂养困难、腹泻、慢性脱水和体格生长迟滞等。另一个是高雄激素血症：这是 CAH 男童发生性早熟的原因。CAH 女童由于宫内在外生殖器分化的窗口期受高雄激素作用，使得外生殖器向男性分化，出生时表现为不同程度的外阴男性化，如阴蒂肥大等。而男童在新生儿期及婴儿期无阴茎增大等外生殖器异常。故如为单纯男性化型 CAH 男童，在新生儿期及婴儿期易延误诊断。幼儿期时，男童由于对雄激素受体开始敏感，呈现阴茎增大，伴或不伴阴毛早生。高水平性激素对 GnRH 神经元的长期影响，两性均可转化为中枢性性早熟。无论男童还是女童，还可出现高雄激素水平导致的面部痤疮、线性生长加速及骨龄增长加速等，会导致成年身高受损。其他还有皮肤、黏膜色素增深，如乳晕及外阴为主。

元元诊断为 CAH 中的经典型 21-OHD 单纯男性化型。算是不幸中的万幸吧，虽然有高雄激素的表现，但至少没有失盐表现，也基本没有生命危险。

随着元元的激素趋于正常，身高、体重的变化，医生嘱元元定期复查，根据激素水平及体表面积（可由身高体重计算）调整药物剂量。但需注意的是，应激时，如严重感染及手术等，需要加大药物剂量，防止肾上腺危象造成生命危险。"所以元元父母，以后看任何疾病时一定告诉医生你这个基础疾病，医生可能

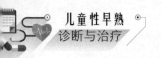

会根据疾病情况调整药物剂量。另外,也提醒医生发病时某些临床表现可能是发生了肾上腺危象所致。"夫妻俩懵懂地点了点头。

随访的过程中,调整药物剂量,皮质醇和 ACTH 可能并不是最重要的。"所以以后不用每次都抽那么多血啦。"医生的话让元元露出些许微笑。因为肾上腺相关激素代谢过程中会造成一些激素的堆积,比如 17-OHP 显著升高,孕酮升高。而 17-OHP 升高是 21-OHD 的特异性诊断指标和主要治疗监测指标,故可以 17-OHP、孕酮等激素水平调整剂量。

当元元爸爸了解到,目前国内较多地区已开展 21-OHD 的新生儿筛查,对于筛查阳性者,按照筛查至确诊的正规流程判断新生儿筛查结果,可以避免漏诊延误治疗或误诊而给予不必要的替代治疗;且该筛查,只需要出生后在足底采几滴血即可。元元爸爸表现出些许遗憾的神情。"如果当年早点儿出来打工,在大城市的医院里生元元,滴了那几滴血,早发现早治疗,可能不会有今天的遗憾。"元元爸爸在心里默默地想。

元元的治疗也并不算特别顺利。由于发现较晚,长期的下游性激素的刺激下,元元的下丘脑—垂体—性腺轴亦启动。也就是说,元元由最初的 CAH 导致的外周性性早熟转变为中枢性性早熟。这意味着,除了肾上腺分泌的睾酮外,睾丸也开始过早分泌睾酮,继续使元元骨龄增大,从而影响了元元的最终身高。这个情况是在元元爸爸又发现元元睾丸也增大了,且在治疗 CAH 过程中其他激素控制较好的同时,睾酮又再次升高,才发现的。医生为元元安排了 GnRH 激发试验,发现其 LH 和 FSH

均不同程度的升高,证实了这一诊断。目前 CAH 如合并中枢性性早熟,是可以用中枢性性早熟的经典药物——GnRHa 治疗的。由于元元的骨龄过大,单用 GnRHa 治疗虽然可以抑制性发育和骨龄,但是最终的成年身高无法改善,因此,为了能让元元的成年身高有所改善,医生又给他加了重组人生长激素(rhGH)一起治疗。治疗过程中,预测身高在逐渐向遗传身高靠拢,也算了却元元父母一桩心事。

元元父母还有一桩心事——想要二胎,但又担心再生一个患病的孩子。医生说,现在有更先进的手段,可以挑选爸爸携带正常基因的精子及妈妈携带正常基因的卵细胞,再结合植入妈妈子宫内,这样就可以生出健康的孩子啦。"那俺们还要再滴那几滴血,做个二次保障!"元元爸爸兴奋地说。

肾上腺肿瘤如何诊治

楠楠是个胖乎乎的小姑娘,以至于她的乳房从小就有两团小肉肉。直到 5 岁 7 个月的时候,这两团小肉肉短时间内明显增大了。在确定女儿身体其他部位没有明显长胖后,楠楠妈妈敏感地意识到,女儿可能乳房发育了。

市儿童医院内分泌专科门诊周围有好多家长和孩子候诊,大多是来看早发育的女孩。楠楠妈妈扫视了一下,这些女孩偏胖的居多。"估计都是吃太好了导致早发育了。"楠楠妈妈心里想。来就诊前,她自己在网上简单了解了性早熟相关知识,甚至

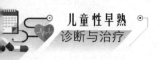
还粗略地读了两篇生涩难懂的英文文献。进入诊室，医生为楠楠测量身高体重，身高 122 厘米，体重 27.95 千克，比 4 个月前足足长高了 4 厘米，突然间长太快可不是什么好兆头。医生进行简单的询问病史后，在病历中写道："患儿于 4 月前无明显诱因发现双乳房增大，无泌乳，阴道无分泌物，有生长加速，近 4 个月身高增加 4 厘米，无头痛、呕吐，无多饮多尿。"楠楠是家里的第 2 个孩子，足月剖宫产，出生时 3 500 克重，出生时一切正常，生长发育过程中，精神运动发育与同龄儿童相仿，社交、家庭和同伴互动基本正常，没有精神行为问题。家里也没有特殊遗传疾病史。父母及姐姐均身体健康，没有遗传性疾病家族史。父亲身高 178 厘米，发育年龄：14 岁，母亲身高 163 厘米，初潮年龄：13 岁。姐姐 13 岁，身高 162 厘米，已来月经。医生查体时，发现楠楠双乳已较大，大概 B2～B3 期，乳晕无色素沉着，无阴毛，未见腋毛。无明显面部痤疮。

医生为楠楠安排了些检查，其中骨龄和 B 超当场出报告，楠楠妈妈急于得知女儿的病情，从诊室出来就直奔放射科和 B 超室了。从放射科出来，楠楠妈妈神色凝重，拿着写着"骨龄 7 岁"的骨龄报告，心想"这下中枢性性早熟逃不掉了"。没想到，超声医生的一句话，差点儿让楠楠妈妈吓晕过去。"双侧乳房发育了，不小嘞。子宫大小偏大，卵巢大小偏大。肾上腺等等，肾上腺这里有实性占位！"楠楠妈妈拿着报告，赶紧返回医生诊室，顾不上刷回诊号了，想赶紧从医生这里得到诊断。医生看到超声报告，也皱起了眉头，在电脑上又点了几个检查，然后和楠楠妈妈说："不排除肾上腺肿瘤导致性早熟。你接下来要做的是把血抽掉,再做个肾上腺增强磁共振(MRI)明确,同时,我和泌尿外科医生联系下。"

　　楠楠妈妈几乎是颤抖着带楠楠抽了些血,预约了肾上腺MRI增强检查。结果提示,雌二醇、睾酮明显升高,孕酮轻度升高,LH、FSH正常。皮质醇正常,ACTH较低。17-OHP轻度升高,雄烯二酮轻度升高,DHEA显著高于最高限。肿瘤标志物均正常。电解质正常。肾上腺增强MRI检查提示右侧肾上腺区域占位性病变,肾上腺腺瘤可能。(大小约 33 mm×21.4 mm×29.7 mm)。很快,楠楠妈妈就收到了该院泌尿外科医生的电话,简单的沟通后为楠楠办理住院手续。

　　楠楠被诊断"肾上腺皮质肿瘤"。该病发生率较低,在儿童期尤为罕见。肾上腺皮质肿瘤的临床表现决定于其过度分泌的类固醇激素的种类。儿童肾上腺皮质肿瘤常表现为性激素分泌增多,伴或不伴皮质醇分泌增多(肿瘤患儿皮质醇可正常或升高,但 ACTH 常明显低下)。也就是说,楠楠的乳房发育,是雌激素升高导致,而升高的雌激素,并不是来源于下丘脑—垂体—性腺轴,而是来源于肾上腺皮质肿瘤的异常分泌。楠楠患的是外周性性早熟。

　　楠楠妈妈在接受这一事实后,稳定好情绪,继续在专业网站上搜索文献,试图对女儿的疾病更加了解一些。她了解到,肾上腺皮质肿瘤主要包括男性化肾上腺皮质肿瘤和女性化肾上腺皮质肿瘤。男性化肾上腺皮质肿瘤约占儿童期肾上腺肿瘤的三分之二,1~8 岁间发病。女孩患者是男孩患者的 2 倍,可能是因为女孩的男性化症容易引起注意的缘故。大多为恶性肿瘤,约三

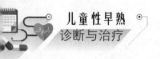

分之一病例属腺瘤。恶性肿瘤可向邻近组织和器官浸润,可沿腹主动脉旁淋巴结转移,远处可转移至肺、肝、脑和骨。大多数男性化肾上腺肿瘤患儿的临床表现在男孩为外周性性早熟;女孩则为女性男性化;但有约 20％患儿可同时呈现皮质醇分泌过多、醛固酮分泌过多的症状,个别患儿在病程晚期还可出现女性化症状。青春期前女孩多以出现阴毛、腋毛为初发症状,继而阴蒂增大,但无大阴唇融合,此特征与先天性肾上腺皮质增生症有别。患儿直至青春期亦无乳房发育及初潮出现。男孩初起症状多为阴茎和阴囊增大,但睾丸体积不增大,为外周性性早熟。不论女孩抑或男孩,都出现肌肉发达、身高增长加速、骨龄超前和声音低沉等雄激素分泌过度的症状。女性化肾上腺皮质肿瘤在儿童期极为少见,文献报道其发病年龄在 21 个月至 14 岁之间,半数以上患儿在 4 岁之前起病。女性化肾上腺皮质肿瘤以过度分泌雌激素为主,但有时同时分泌少量雄激素,其临床表现也随之而异。男性患儿以乳房增大为首发表现,继而出现身高、体重增长过速、骨龄超前,通常无阴毛、腋毛出现,阴茎及睾丸发育与其年龄相称。女性患儿除乳房增大外,尚有生长加速、骨龄提前、阴唇增大和不规则阴道出血。部分患儿有库欣综合征表现,如满月脸、皮肤紫色条纹、骨质疏松等。

治疗方面主要是解除病因。在明确诊断后,泌尿外科医生决定为楠楠行手术切除该肿瘤,这是肾上腺皮质肿瘤首选治疗措施。如果有明显转移病灶者可试用化疗。庆幸的是,楠楠的肿瘤并没有转移。虽然肿瘤无皮质醇过度分泌情况,其另一侧肾上腺功能亦正常,但在手术前、后仍给予适量糖皮质激素治疗。

楠楠手术顺利,很快就出院了,目前定期随访中,定期监测皮质醇、ACTH、DHEA、性激素及生长速率、骨龄等。术后外周性性早熟表现,如乳房发育、子宫卵巢增大等情况明显改善,相关激素尚维持正常水平,生长速率正常,骨龄无明显进展。楠楠年龄还小,不理解"肿瘤"二字的重量。但妈妈知道,这将是楠楠人生长河中一个很小的偶发事件,随着时间推移,女儿会忘掉手术的病痛及全家人短时的崩溃情绪,带着轻松愉悦的心情,继续健康地成长。

健康中国·家有名医丛书
总书目

第一辑

第二辑

13. 呼吸道病毒感染诊断与治疗
14. 心血管内科疾病诊断与治疗
15. 老年眼病诊断与治疗
16. 肺结核病诊断与治疗
17. 斑秃诊断与治疗
18. 带状疱疹诊断与治疗
19. 早产儿常见疾病诊断与治疗
20. 儿童佝偻病、贫血、肥胖诊断与治疗
21. 儿童哮喘诊断与治疗
22. 皮肤溃疡诊断与治疗
23. 糖尿病视网膜病变诊断与治疗
24. 儿童性早熟诊断及治疗
25. 儿童青少年常见情绪行为障碍诊断和治疗
26. 儿童下肢畸形诊断和治疗
27. 肺癌诊断与治疗